STARK GEGEN ÄNGSTE

PROF. DR. DR. MED. ANDREAS HILLERT

Stiftung Warentest

INHALTS-VERZEICHNIS

Erklärung der Symbole

Jede farbige Textpassage bietet Ihnen spannende und besonders wissenswerte Zusatzinformationen. Diese Symbole zeigen Ihnen, was Sie hier erwartet.

Gut zu wissen | **Achtung!** | **Verblüffendes** | **Eine kurze Anleitung** | **Aus der Forschung**

KEINE ANGST VOR DER ANGST!

Angst ist für viele ein besonders negatives Gefühl, das sie unbedingt vermeiden möchten. Dabei wird übersehen, dass wir ohne Angst nicht (über-)leben könnten und sie schon deshalb ein hilfreiches und wichtiges Gefühl ist.

Das wichtigste aller Gefühle

Schwierige Gefühle sind zunächst nichts, das man sich wünscht. Aber: Fragen Sie sich, ob Sie wirklich auf die Angst verzichten wollen.

Klingt „Keine Angst vor der Angst" für Sie zunächst einmal unsinnig oder paradox? Vorschläge wie „sich die Angst zum Freund machen" wären dann regelrecht eine Zumutung. Tatsächlich jedoch steckt in diesen Aussagen eine existenzielle Wahrheit, die mit der evolutionären Entstehung und Funktion von Angst zu tun hat. Natürlich: Angst ist für jeden Menschen zunächst ein unangenehmes Gefühl. Existenziell unangenehm sogar! Ein Gefühl, das die Kraft hat, alle anderen Gefühle so weit in den Hintergrund zu drängen, dass außer ihm scheinbar nichts mehr da ist. Eben deshalb gilt Angst zu Recht als mächtigstes aller Gefühle. Da gibt es Angst vor einer realen oder auch nur vermuteten Gefahr. Angst, die einschießt wie ein Blitz und uns zu vernichten droht. Aber es gibt auch unterschwellige, stets präsente Angstgefühle, ohne dass einem bewusst sein mag, was eigentlich dahintersteckt.

Wer Angst hat, kommt oft gar nicht mehr zur Ruhe und versucht alles, um die Angst irgendwie loszuwerden oder zu überwinden. Soweit diese von einer konkreten Bedrohung ausgeht, ist das – zumindest theoretisch – der sinnvolle uralte Instinkt von Kampf oder Flucht. Wenn die Bedrohung aber als solche komplexer oder weniger greifbar ist und es somit keine Möglichkeit gibt, diese an den Wurzeln zu packen, fühlt man sich der Angst ausgeliefert und hilflos. Halten solche Zustände an, resultieren daraus Zustände eigener Qualität, die bedrängend und Lebensqualität vernichtend sind.

Aber selbst, wenn wiederkehrende Ängste vorübergehend abgeklungen sind, kann die Angst, dass diese erneut und vielleicht noch stärker auftreten könnten, das Leben zur Qual machen. Es entsteht also eine Angst vor der Angst. Angst und, in etwas geringerer Dosierung, Ängstlichkeit, können somit Blitze sein, die uns im Leben immer wieder aus der Bahn werfen. Sie können sich aber auch als bedrückend-dunkle Wolken über unsere ganze Existenz legen. Und diese Angst also, die Lebensqualität aufsaugt wie ein schwarzes Loch die Materie, die sollen Sie sich nun zum Freund machen?

Versuchen wir diese Frage mit einem Gedankenexperiment zu beantworten. Das funktioniert wie folgt: Es wurde ein Preis ausgeschrieben. Ein hoch dotierter, ehrenvoller Preis für das Gefühl, das für die Menschen am wichtigsten ist! Und Sie sitzen in der Jury. Vor dieser Jury werden nun, eines nach dem anderen, unsere Gefühle antreten, wobei sich selbst die Wissenschaft nicht ganz einig ist, wie viele Kandidaten es eigentlich sein müssten. Als Grundgefühle oder Basisemotionen gelten (zumindest für einige Wissenschaftler): Freude, Wut, Ekel, Verachtung, Traurigkeit, Überraschung und Angst. Das wären demnach die Emotionen, die bei allen Menschen und in allen Kulturen auf dieser Erde gleichermaßen vorkommen und gewissermaßen in unseren Erbanlagen verankert sind.

GEFÜHLE ERKENNEN: Der amerikanische Psychologe Paul Ekman geht davon aus, dass man Emotionen objektiv am Gesichtsausdruck ablesen kann. Zur Frage, wie sich Emotionen nonverbal äußern, also etwa durch Mimik, Gesten und Körperhaltungen, hat er umfangreiche Studien durchgeführt. Neuere Studien konzentrieren sich auf die mit emotionalem Erleben einhergehenden Erregungsmuster im Gehirn. Hiervon ausgehend ist die Zahl der Grundgefühle geringer.

Dass Angst ein Grundgefühl ist, kann als gesichert gelten. Dass sich mit modernen Methoden der Hirnforschung nur Ekel und Angst mit umschriebenen Funktionsmustern des Gehirns in Verbindung bringen lassen (siehe Seite 27), spricht zumindest dafür, dass diese beiden Kandidaten unbedingt auf der Teilnehmerliste stehen sollten.

Wie in einem Wettbewerb üblich, dürfen nun die Kandidaten vortragen, warum sie Anspruch auf den Preis „Das wichtigste Gefühl für die Menschen“ erheben. Wie würden sich die Kandidaten präsentieren? Die Freude beharrt sicher darauf, das wichtigste Gefühl zu sein, weil sie so angenehm ist und schließlich das einzige, wofür es sich zu leben lohnt. Sie betont ihre Schwesternschaft zur Liebe und stilisiert sich als Vorgeschmack aufs Paradies. Die Wut hingegen betont die ihr innewohnende Dynamik und ihre Wichtigkeit, wenn der Mensch sich wehren muss. Erst die Wut, so ist sie sicher, macht den Menschen zum handlungsfähigen Individuum. Der

Ekel hingegen schützt nicht zuletzt davor, verdorbene Speisen zu sich zu nehmen oder schädlichen Einflüssen zu nahe zu kommen. Darin ist er der Verachtung, mit der er gerne gemeinsam auftritt, eng verwandt. Die Traurigkeit hält sich selbst für das wichtigste Gefühl, weil sie so tiefgründig ist und die Freude erst richtig spürbar macht, während die Überraschung für sich beansprucht, Abwechslung ins Leben zu bringen und deshalb am wichtigsten zu sein.

Der Sieger ist die Angst!

Offenkundig sind alle Grundgefühle irgendwie wichtig, alle haben eine wichtige Funktion in unserem Leben. Im Wettbewerb um das wichtigste Gefühl würde sich die Angst in etwa wie folgt präsentieren: „Um es kurz zu machen: Ohne mich gäbe es euch überhaupt nicht! Gäbe es keine Angst, wäre die Menschheit ausgestorben, bevor es sie überhaupt gab. Vom Säbelzahntiger gefressen, vom Feuer verschlungen, in Abgründe gestürzt. Die Menschen wären so naiv geblieben, wie es Kleinkinder sind. Kleinkinder, die noch nicht wissen, wie gefährlich die Welt sein kann. Sicher, die Freude ist ein angenehmeres Gefühl als ich es bin. Aber darum geht es hier nicht! Es geht um die Frage, was das wichtigste Gefühl ist. Ohne mich wüsstet Ihr gar nicht, was Freude oder Liebe ist! Wer mich nicht hat, der lebt dafür nämlich nicht lange genug. Und dass ihr euch von mir des Öfteren gestört fühlt? Pardon, aber das ist nicht mein Problem. Indem ich euch vor Gefahren warne, gebe ich euch die Sicherheit, ohne die ein intelligentes Leben nicht möglich ist. Dass ihr mit meinen Warnungen nicht immer angemessen umgeht, ist nicht meine Schuld. Da könnte man sicher einiges entspannter hinbekommen, wenn man sich mit mir intensiver beschäftigen würde …" So weit die Angst.

Welchem Gefühl würden Sie den ersten Preis geben? Das entscheidende Kriterium: Es muss das für den Menschen wichtigste Gefühl sein! Die diplomatische Entscheidung liefe darauf hinaus, jedes Gefühl zum Sieger zu erklären, nach dem Motto: In den Situationen, in denen sie idealerweise auftreten sollten, ist jedes Gefühl das wichtigste. Gleichwohl, an der Erkenntnis, dass Angst für uns lebenswichtig war und ist, führt kein Weg vorbei. So unangenehm Angst in dem Moment, wo man sie intensiv spürt, auch sein mag – bereits die Tatsache, dass es uns ohne die Angst nicht gäbe, sowohl als Spezies als auch als Person, und dass wir ohne sie in unserer Welt, die sicher nicht das Paradies ist, kaum überlebensfähig wären, ist ein starkes Argument dafür, der Angst neben der Bezeichnung „Stärkstes aller Gefühle" auch den Ehrentitel „Wichtigstes aller Gefühle" zu verleihen. Wir müssen uns – so gesehen – bei unserer Angst bedanken. Für nichts weniger als für unser Leben. Und zwar mit einem Gefühl der Anerkennung für das, was sie für uns getan hat und weiter tun wird. Falls Sie – aus absehbar guten Gründen – beispielsweise der Freude den Titel verleihen möchten, wird die Angst sicher Verständnis dafür haben. Schließlich ist sie, die Angst, vor allem dafür da, uns möglichst oft und lange Gelegenheiten zu geben, Freude erleben zu können.

AM STEUER: Emotionen sind auf Metaebene erlebte Gestimmtheiten und Handlungsoptionen, die durch situative und in der Person selbst angelegte Aspekte getriggert werden, um dann Wahrnehmung und Reaktionen in ihrer spezifischen Qualität zu lenken. Auf diese Weise reduzieren Emotionen die Komplexität des in einer Situation Wahrnehmbaren. Sie konzentrieren Wahrnehmung und Handlung auf jeweils entscheidende Aspekte.

Angst ist Ihr Freund und Helfer

So oder so, auch wenn Sie der Angst nicht den Titel „Wichtigstes aller Gefühle" verliehen haben sollten, so hat sie doch zumindest alle Qualitäten, die ein guter Freund hat. Sicher, wenn die Angst überdosiert ist, wenn sie nicht vor wirklichen Gefahren und Risiken warnt, sondern uns quält und damit zum eigentlichen Problem wird, weil tatsächlich bedrohliche Realitäten gar nicht vorhanden sind: Selbst dann unterscheidet sich die Angst nicht grundsätzlich von einem guten Freund. Auch die allerbesten Freunde, wenn sie zu lange bei uns wohnen und unseren Tagesablauf stören, können einem recht schnell auf die Nerven gehen. Und wenn wir schon wissen oder es zumindest ahnen, dass hinter der Angst keine realen Gefahren drohen, warum bitten wir den Freund dann nicht vor die Tür, mit der herzlichen Einladung, uns dann, wenn es nötig sein sollte, gerne wieder zu besuchen?

DAS SPEKTRUM UNSERER EMOTIONEN

Ein Versuch, das, was sich in unserem Gefühlsleben abspielt, in eine systematische Form zu bringen

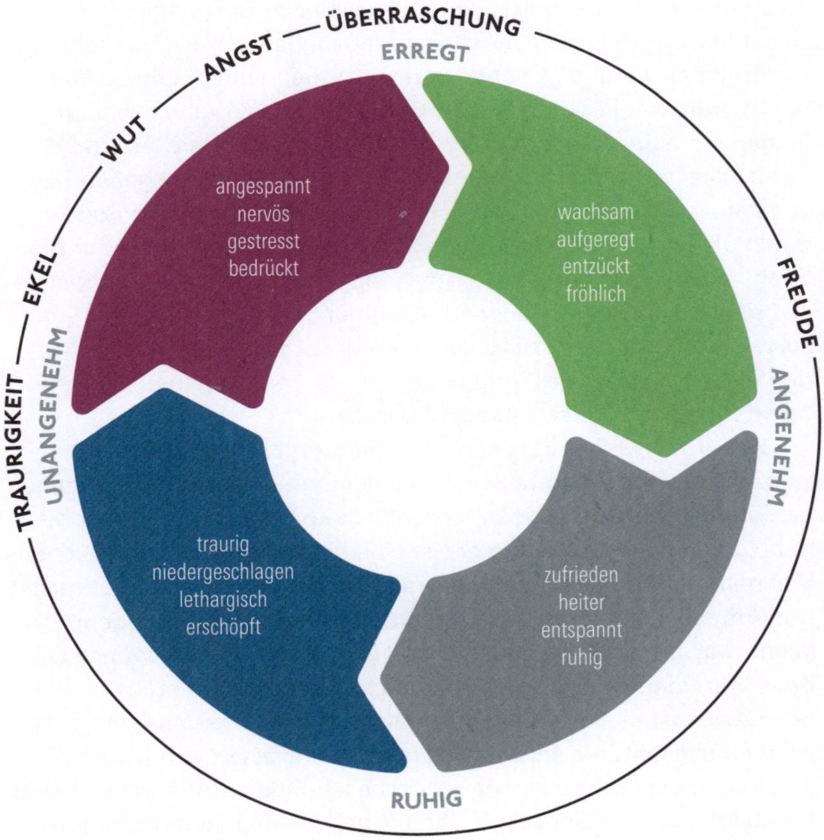

Das Erleben und die Bewertung der genannten emotionalen Qualitäten ist in hohem Maße subjektiv.

Wozu man Gefühle braucht

Gefühle sind nicht einfach da, sie erfüllen eine Funktion in unserem Leben. Für die Angst gilt das in besonderem Maße.

Hat Sie diese Einführung überrascht? Wenn Angst für Sie ein Thema oder sogar ein Problem ist, und es Ihr Wunsch sein sollte, diese Angst loszuwerden und angstfrei zu leben, dann ist die Vorstellung, die Angst als Freund zu sehen und auf Augenhöhe mit ihr zu kommunizieren, sicher eine Zumutung. Andererseits: Wenn es Ihnen gelungen wäre, Ihre Angstprobleme auf andere, direktere Art und Weise abzustellen, würden Sie dieses Buch nicht lesen. Ausgehend davon lade ich Sie herzlich ein, sich mit mir zunächst auf die Reise durch die große Welt der Ängste zu machen, um sich dann auf die Suche nach konkreten Strategien zu begeben, wie Sie Ihre Angst dazu bringen können, sich Ihnen gegenüber wie ein wirklicher Freund zu verhalten. Als ein Freund, der, wenn man ihn braucht, da ist, und der, wenn er lästig wird, ruhig auch einmal seine eigenen Wege gehen darf, bis er wieder gebraucht wird.

Es wird absehbar kein einfacher Spaziergang! Es geht nicht darum, irgendwelche Strategien zu suchen, mit denen wir uns beruhigen und die Angst irgendwie abschalten können. Wenn es solche gäbe, dann würde an dieser Stelle eine kleine Broschüre ausreichen. Vielmehr geht es um reale Begegnungen mit dem, was Angst macht und Ängste ausmacht. Und zwar um Begegnungen auf Augenhöhe. Wenn wir uns nun eine „gute Reise" und „keine Angst" wünschen, dann wäre das in unserem speziellen Fall geradezu paradox! Schließlich ist es unser Ziel, uns näher mit der Angst und dem, was Angst ausmacht, bekannt zu machen und ihr gewissermaßen ins Auge zu sehen. In dem Sinne wünsche ich Ihnen Mut und ein wenig Flexibilität, um die Angst von unterschiedlichen Seiten her zu betrachten und sie auf diese Weise näher kennen- und als mitunter vielleicht lästigen, aber letztlich lebensnotwendigen guten Freund schätzen lernen zu können.

Wäre das Leben ohne unangenehme Gefühle nicht besser?

Mal ganz grundsätzlich: Wozu haben Lebewesen wie wir überhaupt Emotionen? Welchen Vorteil hat das? Wenn man von den von Paul Ekman postulierten Basisemotionen ausgeht, dann sind die meisten von ihnen unangenehm: Wut, Ekel, Verachtung, Traurigkeit, Angst. Einzig die Freude ist uneingeschränkt das, was man sich langfristig im Leben wünscht. Würden wir angesichts dieser Bilanz nicht besser durchs Leben kommen, wenn wir freiwillig auf alle Emotionen verzichten würden? Also: Die Freude wird gegen die Freiheit von den übrigen unangenehmen Emotionen getauscht? Wir hätten dann ein neutrales Leben, ohne große Turbulenzen, alles ganz ruhig, ohne Stress, ohne Angst. Können Sie sich so etwas vorstellen – und falls ja, wie sähe dann Ihr Leben aus?

Fast schon wie im Paradies, im ewigen Frieden? Sicher, man hätte keine Wut und keine Angst mehr. Aber um mit der Wut anzufangen: Stellen Sie sich vor, jemand versucht, Ihnen die Handtasche wegzureißen. Vom Verstand her ist Ihnen natürlich klar, dass das ungesetzlich und ein Angriff auf Ihre Person ist, weshalb Sie beschließen, entweder die Tasche festzuhalten oder die Polizei zu rufen. Dieser rationale und gesetzestreue Weg dauert einige Zeit. Sicher mehr als ein paar Sekunden. Man muss sich bewusst machen, was da gerade geschieht, sich dann zu einer als angemessen erachteten Reaktion entschließen und diese schlussendlich durchführen. Zwischenzeitlich dürfte der Dieb mit Ihrer Tasche bereits über alle Berge sein.

Mit der Wut „im Bauch" läuft es ganz anders. Jemand, so ein Typ, der Ihnen bereits Augenblicke zuvor als potenziell bedrohlich aufgefallen ist, greift nach Ihrer Handtasche. Sie haben es zwar nur aus dem Augenwinkel her mitbekommen, mehr erahnt als gesehen, aber Sie reagieren umgehend, noch bevor Ihnen die Situation voll bewusst ist. Ein Ruck, Sie ziehen die Tasche mit der Linken zu sich heran und ballen die rechte Faust, um den Angreifer – wenn er nicht zu groß und stark sein sollte – abzuwehren. Gleichzeitig haben Sie bereits lautstark um Hilfe gerufen (obwohl anscheinend ansonsten niemand in der Nähe ist) und beschimpfen den Täter mit prägnanten Begriffen. Alles geht blitzschnell. Sie haben Ihre Tasche sicher im Griff und der verdutzte Angreifer sucht lieber das Weite. Im Nachhinein waren Ihre Reaktionen vielleicht nicht alle sinnvoll und schon gar nicht überlegt. Beleidigungen zum Beispiel gehören ansonsten nicht zu Ihrem Wortschatz. Wenn andere dies gehört haben sollten, wäre es Ihnen fast etwas peinlich. Zumindest haben Sie Ihren Besitz erfolgreich verteidigt und bei solchen Typen wären doch ein paar Ohrfeigen absolut gerechtfertigt, was Ihre immer noch zur Faust geballte Rechte ein wenig stolz bestätigt.

Unsere Gefühle ergeben Sinn

Ähnliche Beispiele lassen sich für alle vermeintlich negativen Emotionen finden. Bevor Sie versuchsweise in ein merkwürdig riechendes Nahrungsmittel beißen, hat der Ekel Sie schon vor einem solchen, mit hoher Wahrscheinlichkeit nicht Ihrer Gesundheit zuträglichen Experiment gewarnt. Die Verachtung sorgt dafür, dass unsympathische und vielleicht sogar potenziell übergriffige Menschen auf Distanz gehalten werden. Und die Angst? Wenn unsere Vorfahren in oder auch noch vor der Steinzeit erst lange darüber hätten nachdenken müssen, ob ein Knacken im Unterholz und ein sich schnell nähernder Schatten nun von einem Säbelzahntiger oder einem harmlosen Eohippus (ein noch recht kleiner Vorfahre unserer heutigen Pferde) herrührt, dann wäre es im ersten Fall bereits zu spät gewesen.

Entsprechend lässt sich die Frage „Wozu braucht man Gefühle?" so beantworten: Unsere Umwelt war schon immer sehr komplex. Viel zu komplex, um alle möglicherweise gefährlichen und bedrohlichen Situationen hinreichend schnell erfassen und daraus Konsequenzen ableiten zu können. Erschwerend kommt hinzu, dass ein dazu zumindest grundsätzlich funktionstüchtiges Gehirn sich im Laufe der Evolution erst relativ spät entwickelt hat.

Gefühle sind somit standardisierte Programme, die aus der Vielzahl von Informationen, die unsere Umwelt enthält, die mutmaßlich für das Individuum entscheidende Information heraussucht und die anderen ausblendet. Darüber hinaus beinhalten Emotionen integrativ die nötige Motivation, Energie und Handlungsstrategien, um das Überleben, die Unversehrtheit und damit die Lebensqualität der einzelnen Menschen zu sichern. So gut es eben geht. Allerdings ist im Fall der Angst die Lebensqualität bisweilen spürbar in Gefahr. Nämlich dann, wenn sie uns als scheinbar übermächtiger Gegner erscheint oder wenn sie überdosiert und der jeweiligen Situation inhaltlich unangemessen ist.

Ängste haben Konjunktur

Komplexe Gegenwart, unklare Zukunft. Wie könnte ein angemessener Umgang mit diesem Phänomen aussehen?

Dass Ängste heute ein Problemthema sind, daran kann – mit Blick auf die aktuellen Nachrichten – kein Zweifel bestehen. Neben den jedem Menschen inne liegenden Ängsten vor Krankheit und Tod, etablieren sich immer neue Ängste. Beispielsweise die Angst vor weiter zunehmender unregulierter Globalisierung, Angst vor einem Verlust gesellschaftlich tragfähiger Werte, Angst vor Überfremdung, Angst vor Vereinsamung, Angst vor dem Klimawandel, Angst vor einer Ausweitung aktueller Kriegsherde. Die Existenz eines mehrdimensionalen Bedrohungsszenariums ist unübersehbar. Welchen Stellenwert haben für Sie Sorgen und Ängste bezüglich dieser Themen? Zudem: Haben Sie die Hoffnung, dass sich die Ihren Ängsten zugrunde liegenden Aspekte zum Guten wenden werden?

Wenn Sie die letzte Frage mit einem „Die Hoffnung habe ich!" beantworten, sind Sie in einer beneidenswerten Situation! Noch vor einigen Jahren herrschte grundlegender Optimismus. Slogans wie „Aktiv die Zukunft gestalten" waren allgegenwärtig – auch wenn die jeweiligen Zukunftsvorstellungen recht unterschiedlich waren. Wie konnte dieser Optimismus verloren gehen?

Werfen wir dazu einen Blick auf die Vergangenheit unseres Landes: Die Zeit nach dem Zweiten Weltkrieg waren von Aufbruchstimmung und Zuversicht getragen (trotz zerstörter Städte und offener Fragen, etwa bezüglich der Wiederbewaffnung). Die 60er- und 70er-Jahre wurden zu einer Zeit wachsender sozialer und ideologischer Konflikte. Was aber der Gesellschaft, trotz Ölkrise und Vietnamkrieg, nicht den grundlegenden Optimismus nehmen konnte. Und das, obwohl die Menschen seinerzeit zwischen den Fronten des kalten Krieges lebten. Es wurde damit gerechnet, dass die Russen am ersten Kriegstag in etwa bis zum Rhein kommen könnten. Diese Situation erzwang ideologische Verortung. Im Westen ging diese einher mit zunehmender Individualisierung, der im Osten die Idee glücklicher

Kollektive entgegenstand. Es folgten Jahrzehnte der Konsolidierung im Westen und wirtschaftlicher Probleme im Osten, was schließlich mit dem Ende des Kommunismus stoppte. Zwischenzeitlich lag die Gefahr eines Weltkrieges in der Luft. Gleichwohl, bei der Wiedervereinigung explodierten die Emotionen. Viele glaubten, am glücklichen Ende der Geschichte angekommen zu sein. Jetzt würde zusammenwachsen, was zusammengehört! Was hätte uns in diesem Moment schon Angst einjagen können?!

DIE EIGENDYNAMIK VON ÄNGSTEN: Die eine Epoche beherrschenden Emotionen sind mehr als die zwangsläufigen Konsequenzen realer Gegebenheiten. Emotionen, zumal Ängste, entwickeln eine Eigendynamik, die potenziell in unterschiedliche Richtungen gehen kann und kaum rational steuerbar ist. Schon mehrfach erlebte sich die Welt, jeweils mit für alternativlos angesehenen Gründen, unmittelbar vor dem Untergang.

Globale Ängste machen uns zu schaffen

2015 wurde das Motto „Wir schaffen das!“ ausgegeben. Auch wenn es Zweifler gab, der seinerzeit herrschende Optimismus dominierte: Flüchtlingskrise, Coronapandemie, Klimawandel, Ukrainekrieg ... Die Vorstellung, dass es sich dabei um begrenzte, mit gutem Willen lösbare Probleme handelt, hat sich zunehmend relativiert. Dass sich die Welt nicht zwangsläufig in Richtung des zunehmenden Wohlstands und Glücks für alle und sicher nicht nach dem Vernunftprinzip weiterentwickelt, wurde unübersehbar. Was zwar schon immer hätte klar sein können, nun aber viele Menschen beunruhigt und massive Ängste aufkommen lässt.

Wie haben es die Menschen früherer Zeiten geschafft, emotional entspannter und weniger ängstlich zu sein, angesichts mitunter schlicht grauenvoller Gegenwarten? Dass das Schicksal eine vage, von vielen Zufällen und nicht zuletzt von der Willkür einflussreicher Kriegstreiber abhängige Angelegenheit ist, ist keine neue Erkenntnis. Die ersten schriftlichen Zeugnisse dazu stammen aus der ersten

Zwischenzeit des alten Ägyptens. Wie konnten Menschen die Gräuel des Dreißigjährigen Krieges, Pest und andere Epidemien, die in kurzer Zeit junge wie alte Menschen in großer Zahl dahinrafften, bewältigen, ohne in Massen psychisch zu erkranken? Wie konnte eine Familie den Tod der meisten ihrer Kinder ertragen? Alles ohne Krankenversicherung und Altersversorgung! Unsere Probleme heute für einzigartig groß zu erklären, ist angesichts dessen naiv, narzisstisch und unfair. Bezogen auf die objektiven Risiken für das Individuum waren frühere Zeiten meist exponentiell lebensgefährlicher als es unsere Lebensumstände im Hier und Heute sind.

Die Geschichte der Angsterkrankungen beginnt erst gegen Ende des 19. Jahrhunderts. Davor musste die Menschheit offenbar vital genug gewesen sein, um mit den skizzierten, existenziellen Bedrohungen umgehen zu können. Woher rührte diese Vitalität? Mitentscheidend hierfür dürfte sein, das, den Kopf über Wasser zu halten, koste es was es wolle, seinerzeit alternativlos war. Was im Umkehrschluss bedeutet: Man muss sich Ängste leisten können. Darüber hinaus waren traditionelle Gesellschaften ideologisch auf Beständigkeit hin angelegt. Wie man handeln, denken, glauben und fühlen musste, war programmatisch festgeschrieben. Zudem beschäftigte einen vorzugsweise das, was im unmittelbaren Lebensumfeld passierte. Auch wenn es paradox erscheint: In Zeiten objektiver Bedrohung und Krisen, in denen das physische Überleben gefährdet ist, werden psychische Störungen und Ängste seltener. Der Überlebenswille und die Handlungszwänge – angesichts realer Bedrohungen – lassen die Freiheitsgrade, die Angststörungen offenbar brauchen, um ihre Dynamik entfalten zu können, gar nicht erst aufkommen.

Der Blick aufs große Ganze

Die soziale Einbindung in traditionelle Klassengesellschaften, zumal in sozial niedrigen Kreisen, war sicher keine romantische Spielwiese. Heute kann man sich kaum noch vorstellen, wie Generationen von Menschen es sich widerspruchslos haben gefallen lassen, zum Beispiel den Beruf zu ergreifen, den ihre Eltern hatten, und den Partner zu heiraten, der ihnen ausgesucht worden war. Wäre es nicht angemessen gewesen, umgehend zu rebellieren? Auf diese Idee sind die allermeisten unserer Vorfahren nicht gekommen. Wohl vor allem deshalb, weil diese „Zwangsmaßnahmen" einerseits als alternativlos erlebt wurden, und andererseits, weil sie existenzielle Sicherheit und das Gefühl einer stimmigen Identität vermittelt haben. Nachdem wir uns heute erfolgreich gegenüber fast allen Normen, die individuelle Freiheiten einschränken, emanzipiert haben, werden die Vorteile traditioneller Strukturen zumindest ansatzweise spürbar. Dass jeder seinen Stand kannte, jeder wusste, wie er sich in diesem Rahmen zu verhalten hat und dass über allem der liebe Gott schwebt, der Menschen mit dem Paradies belohnt, reduzierte die Bereiche, in denen heute mannigfaltige Angstthemen Raum finden, erheblich. Jeder war Bestandteil eines Systems, das mehr war und mehr galt als seine individuelle Person. Mit der Auflösung enger sozialer und religiöser Normen sind wir heute als Individuen weitgehend frei, alles zu denken und zu tun, wie wir es wollen. Selbstverwirklichung wurde zur selbstverständlichen Zieldimension. Dass diese zwangsläufig mit abnehmenden Sicherheiten und Risiken bezüglich Einsamkeit, Schutzlosigkeit und Ängsten einhergeht, wird bis heute gerne ausgeblendet. Je freier und autonomer menschliche Individuen sind, umso weniger sind sie in Sicherheit gebende Systeme eingebunden. Sich selbst eine Struktur zu geben, ist heute zumal für jüngere, zur Selbstverwirklichung erzogene Menschen, nicht einfach. Sicherheit gibt es nur auf Kosten einer parallel dazu abnehmenden Freiheit. Ein Rechtsanspruch auf maximale Freiheit und maximale Sicherheit im Kombipack? Das mag wünschenswert sein. Es ist aber bereits vom Ansatz her unmöglich. Achtsamkeit (siehe Seite 135) ist ein individueller Versuch, Sicherheiten zu generieren. Ein anderer, weniger charmanter, sind zunehmende gesellschaftliche Polarisierungen und Ideologisierungen.

Warum Freiheit Angst machen kann

Wir haben uns weitgehend gegen gesellschaftliche und religiöse Zwänge aller Art emanzipiert. Gesunde Jugendliche sind zudem derzeit mehr als vier Stunden am Tag online und haben kaum Zeit, Energie und Gelegenheit, ihre sozialen Fertigkeiten im realen Umgang mit Gleichaltrigen (Klassengemeinschaft, Vereine ...) praktisch zu üben. Die aktuelle Zunahme sozialer Ängste – speziell bei Jugendlichen – ist angesichts dessen eine zwangsläufige Entwicklung. Argumente, wonach man auch online viel lernen kann, sind schlicht intellektuelles Vermeidungsverhalten.

SICHERHEIT VS. FREIHEIT: Geringe bis fehlende Sicherheiten sind ein idealer Nährboden für Ängste. Sicherheit gebende Rahmenbedingungen (einschließlich der Sozialversicherungen, für die Beiträge zu leisten sind) schränken zumindest potenziell individuelle Freiheiten ein, was in unserer freiheitlich-individualistischen Gesellschaft als Zumutung erlebt wird. Eine alle Bedürfnisse befriedigende, stabile Lösung dieses fundamentalen Dilemmas ist absehbar unmöglich.

Maximale individuelle Freiheit bei – historisch gesehen – exzeptionell guten materiellen Bedingungen selbst für sozial weniger gut Gestellte verunsichert alle Menschen, vor allem aber in der Orientierungsphase befindliche. „Du kannst tun und lassen, was du willst, wir unterstützen dich. Hauptsache, du wirst glücklich!" Aussagen dieser Art, mit denen Eltern ihren Kindern individuelle Freiheit, finanzielle Sicherheit, höchste Ansprüche (Glück), aber keine lebensperspektivische Orientierung vermitteln, sind gut gemeint. Gleichzeitig entziehen sich Erziehungsberechtigte damit der Verantwortung und möglicher Konflikte. Sie entziehen sich der Aufgabe, für ihre Kinder das zu sein, was so wichtig ist wie Taschengeld, Smartphone und das tägliche Softgetränk: ein Sparringspartner, der mit Heranwachsenden die Ziel- und Sinndimensionen des Lebens auslotet.

Angstthemen sind vielschichtig

Einerseits sehnt sich die Gegenwart nach Ruhe, Entspannung und Sicherheit. Andererseits sind Ängste und das Spiel damit elementare Bestandteile der Unterhaltung, der Werbung und der Politik. Welcher zumal private Nachrichtenkanal könnte auf die Aufmerksamkeit und Einschaltquoten sichernden Aussagen „Experten warnen!" oder „Was Sie jetzt über … wissen müssen!" verzichten?

Gleichzeitig ist Ängste zu haben, heute nicht zuletzt auch Ausdruck kritischer Zeitgenossenschaft. Keine Ängste zu haben, sei es vor Corona, vor einem möglichen Dritten Weltkrieg oder vor der Klimakatastrophe, könnte entsprechend als Ausdruck einer „Leugner"-Haltung, die politisch wie menschlich als problematisch gilt, wahrgenommen werden.

Eine Lösung des Dilemmas zwischen Freiheit und Sicherheit ist die zentrale Herausforderung, vor der wir heute als Gesellschaft und als Individuen stehen. Dass es ein Zurück in restriktive traditionelle Gesellschaftsformen nicht geben wird und geben kann, scheint zumindest im westeuropäischen Kontext sicher. Perspektivisch tragfähige und zudem die Bedürfnisse der heute hier lebenden Menschen hinreichend befriedigende Lösungen, und damit Perspektiven auf politischer und gesellschaftlicher Ebene, sind nicht absehbar. Insofern liegt der Ball bei Ihnen und bei mir: Suchen und finden wir tragfähige individuelle Antworten auf die existenziellen Fragen!

Alle hier angesprochenen Aspekte lassen sich unendlich diskutieren. Man kann alles auch anders sehen, was zumindest zeigt, wie viel Freiheit und wie wenig Sicherheit es bezüglich zentraler Fragen in unserer Gesellschaft gibt. Ideologisierung ist ein Versuch, Sicherheit zu finden. Dass dies auf Kosten der Kommunikationsfähigkeit geht und ein Konsens zu den existenziellen Fragen damit in immer weitere Ferne rückt, ist in der tagtäglichen politischen Diskussion unübersehbar. Womit wir wieder bei den von uns allen offensiv zu beantwortenden Fragen angekommen sind: Welche Werte, welche Ziele, welchen Sinn haben beziehungsweise sehen Sie in Ihrem Leben? Was tun Sie, um Ihren Werten entsprechend zu leben? Was kann Ihnen angesichts aller Unwägbarkeiten der aktuellen Situation Sicherheit geben? Konkret: Was gibt Ihnen Sicherheit?

Wenn Sie unter Ängsten oder einer Angststörung leiden, ist es wichtig, sich über die Therapie hinaus mit eben diesen Fragen zu beschäftigen. Ihre Antworten darauf sind das Fundament, auf dem Sie sich mit Ihren Ängsten auseinandersetzen. Zumal Expositionen ein stabiles Fundament voraussetzen (siehe Seite 107). Der umgekehrte Weg, also „erst einmal müssen meine Ängste weg, dann überlege ich, was für mich wichtig ist und wie es in meinem Leben weitergehen soll", ist erheblich schwieriger, wenn er denn überhaupt funktioniert.

VOM ÜBERLEBENSFAKTOR ZUM GEGNER

Angst ist für uns von existenzieller Bedeutung. Ohne sie gäbe es uns Menschen gar nicht mehr. Nur: Wie kann es dazu kommen, dass Angst außer Kontrolle gerät und zu einem Problem im Alltag wird?

Alarmzustand im Nervensystem

Wäre es nicht schön, unsere Ängste besser im Griff zu haben? Aber wäre das überhaupt sinnvoll?

Was genau passiert, wenn wir Angst erleben? Forscher beschäftigen sich mit dieser Frage seit Jahrzehnten, nicht zuletzt mit dem Hintergedanken: Wenn man weiß, wie Angstreaktionen im Gehirn ablaufen, dann ergeben sich Möglichkeiten, darauf Einfluss zu nehmen. Wäre es nicht geradezu ideal, wenn man Ängste mit ganz neuen Medikamenten, die keinerlei Nebenwirkungen haben, einfach abstellen könnte? Mittlerweile weiß man eine ganze Menge darüber, was bei Angstreaktionen im Nervensystem abläuft. So viel, dass selbst Experten gelegentlich den Überblick verlieren und es schwerfällt, Wesentliches von Beiläufigem zu unterscheiden. Aber zumindest eine ungefähre Vorstellung davon zu haben, wie Angstreaktionen im Gehirn ablaufen, ist hilfreich, um sich von Angstgefühlen nicht paralysieren zu lassen und handlungsfähig zu bleiben. Wenn man weiß, wie Angst funktioniert und „ausbricht", dann kann man mit ihr erheblich souveräner umgehen, als wenn man immer wieder von ihr überrascht wird. Also, was passiert nun genau?

Unser Gehirn ist eine komplizierte Angelegenheit. Es besteht aus etwa 100 (seriösen Schätzungen zur Folge sind es „nur" 86) Milliarden Nervenzellen. Wird eine Nervenzelle an einer Seite erregt, dann wird sie quasi von einem elektrischen Impuls durchzogen, der am anderen Ende dazu führt, dass bestimmte chemische Substanzen (Transmitterstoffe) freigesetzt werden. Diese wiederum reizen (oder dämpfen) die Aktivität nachgeschalteter Nervenzellen und immer so weiter. Auf diese Weise kommuniziert eine Nervenzelle des Gehirns im Durchschnitt mit jeweils 1 000 bis 10 000 anderen. Wenn wir nun den Aufbau unseres Gehirns beschreiben wollten, dann hätte dieses Buch viele Hundert Seiten. Für unser Thema ist wichtig, dass sich am Aufbau unseres Gehirns wesentliche Schritte der Entwicklungsgeschichte ablesen lassen.

Ganz einfache Tiere, etwa Würmer, haben – grob vereinfacht – ein Gehirn, das in etwa wie unser Rückenmark funktioniert, wenn es das eigentliche Gehirn nicht gäbe. Dieses uralte Nervensystem besitzen auch wir immer noch und es funktioniert üblicherweise so reibungslos, dass wir es gar nicht bemerken. Wenn der Arzt mit dem Gummihammer auf die Sehne unterhalb der Kniescheibe schlägt, spannt sich die Muskulatur vorne am Oberschenkel ruckartig an. Umgehend zuckt und bewegt sich der Unterschenkel nach vorne. Reflexe dieser Art sind im Rückenmark angelegt: Sensible Nerven melden, dass der Oberschenkelmuskel gedehnt wird (genau das bewirkt der Schlag mit dem Hammer), was über eine Verschaltung im Rückenmark automatisch dazu führt, dass motorische Nerven aktiv werden. Der Muskel spannt sich wieder an. Der Körper reagiert somit unmittelbar auf Reize von außen und ist bemüht, den jeweiligen Ausgangszustand wieder herzustellen.

REFLEXE HALTEN UNS AUF DEN BEINEN: Reflexe sind in unserem Nervensystem angelegte, automatisch ablaufende Anpassungsreaktionen. Sie ereignen sich bei uns fast ständig. Wenn wir stehen, sind unsere Beinmuskeln beispielsweise ununterbrochen dabei, minimale Schwankungen auszugleichen. Ohne entsprechende Reflexe könnten wir also gar nicht „gerade" stehen!

Machen Sie doch mal ein kleines Experiment: Stellen Sie sich mit geschlossenen Beinen möglichst gerade hin. Machen Sie ansonsten nichts, beobachten Sie einfach nur, was mit Ihrem Körper passiert. Spätestens nach einigen Minuten werden Sie bemerken, dass Sie keineswegs „wie ein Fels in der Brandung" stehen, sondern immer wieder leicht schwanken. Wobei diese Schwankungen umgehend ausgeglichen werden. So funktioniert ein gesunder Körper. Sie können sich blind auf ihn verlassen. Übrigens: Etwas, wie in diesem Experiment, bewusst wahrzunehmen, was man normalerweise nicht merkt, weil das Gehirn es ausblendet, kann erheblich verunsichern und dann sogar Angst machen. Es gibt ängstliche Menschen, die solche reflexartigen Ausgleichsbewegungen des Körpers als Schwindel erleben. Man beobachtet etwas im Körper, was man für nicht normal hält, und macht sich Sorgen, dass etwas nicht richtig funktioniert, dass man krank sein könnte. Wenn man von dieser (falschen) Vorstellung ausgeht und sich noch genauer und sensibler beobachtet, führt das dazu, dass alles gefühlt noch schlimmer wird und man „Stress bekommt“. Die Muskeln spannen sich dann noch mehr an, die Unruhe wird schlimmer. Aus einer solchen unangemessen-ängstlichen Bewertung normaler körperlicher Funktionen entwickeln sich häufig körperbezogene Ängste (siehe Seite 54).

Wie sich das Gehirn entwickelte

Im Laufe der Entwicklungsgeschichte der Tiere, über Jahrmillionen von Jahren, hat sich das Gehirn, ausgehend von dem, was heute unser Rückenmark ist, Schritt für Schritt entwickelt. Um komplexere Bewegungen steuern und mit alledem, was in- und außerhalb des Körpers wahrgenommen wird, abgleichen zu können, braucht es übergeordnete Zentralen. Diese sind im Hirnstamm, im Mittel- und im Zwischenhirn, also in den an das Rückenmark anschließenden Teilen des Gehirns, untergebracht.

EINE SACHE DER EVOLUTION: Das Zwischenhirn hat sich bei Amphibien, etwa bei Fröschen, als zentrale Schalt- und Integrationszentrale etabliert. Die Sinneseindrücke, die über die Augen und die Ohren, vor allem aber über die Nase, aufgenommen werden, gilt es mit koordinierten Körperbewegungen zu beantworten, beispielsweise: nach der Fliege schnappen oder in den Teich springen, um einem Angriff zu entgehen. Auch diese Reaktionen sind automatisierte, im Sinne höherer Reflexe abgespeicherte Programme.

Mit einer solchen Ausstattung, zuzüglich eines zunächst noch eher kleinen Großhirns, konnten und können Frösche, Lurche und viele andere Amphibien offenbar wunderbar und als Gattung über Millionen von Jahren zurechtkommen. Zugegebenermaßen ist das Verhaltensrepertoire dieser Tiere eher überschaubar. Wenn man weiß, wie sie reagieren, dann werden sie eine leichte Beute, zumindest dann, wenn man über ein Gehirn mit mehr Möglichkeiten verfügt. Dass das Zwischenhirn alles andere als ein einfach aufgebautes Organ ist, zeigt sich an dessen Aufbau bei uns Menschen.

Im hinteren Teil des Zwischenhirns, einem Kerngebiet, das man „Thalamus dorsalis“ nennt, enden zahlreiche Nervenbahnen. Über diese erhält der Thalamus Informationen über alles, was Rezeptoren im Körper beobachten, also Empfindungen aus der Haut, den Muskeln, aber auch der Zunge (Geschmack) und aus den Augen und Ohren. Diese Informationen werden im Thalamus zusammengeführt. Die entsprechenden Reaktionen werden dann über den unteren Teil des Thalamus, der über dem Mittelhirn liegt, zurück in den Körper gesendet, nicht zuletzt zu den Muskeln, die dann – letztlich immer noch reflexartig – bestimmte Bewegungsmuster ausführen (etwa die Abwehr des Angriffs auf Ihre Handtasche). Am Hypothalamus, dem untersten Teil des Thalamus, befindet sich zudem die Hypophyse, die Hirnanhangdrüse. Diese setzt Überträgerstoffe beziehungsweise Hormone frei, die dann über den Blutstrom im Körper verteilt werden und damit das vegetative Nervensystem (das „Stresssystem": Sympathikus) steuern. Im Thalamus, in wenigen Kubikzentimetern Hirngewebe, liegen somit mehrere Funktionszentren ganz eng beisammen. Vor allem in kritischen Situationen garantiert dies schnelle Reaktionszeiten. Damit der Körper dann aber tatsächlich zügig reagieren kann, sind zunächst einmal fest einprogrammierte Muster beziehungsweise Programme unverzichtbar. Stress- und damit Angstreaktionen werden im Zwischenhirn automatisch gesteuert, ohne dass unser Großhirn (mit dem beschäftigen wir uns erst im nächsten Abschnitt) überhaupt in Aktion getreten ist!

Unser Großhirn: Bedrohungszustände als Angst erleben

Je entwickelter die Tiere bis hin zum Menschen wurden, umso komplexere Verbindungen ergaben sich aus den bereits ziemlich komplexen Strukturen des Zwischenhirns mit dem sich aus dem Riechhirn entwickelnden Groß- beziehungsweise Endhirn. Im sogenannten limbischen System (was so heißt, weil es im Gehirnquerschnitt wie ein bogenförmig geschwungener Saum, ein Limbus, aussieht) sind die entwicklungsgeschichtlich älteren, innen liegenden Teile des Großhirns mit dem Zwischenhirn, also dem Thalamus, eng verschaltet. Teil des limbischen Systems wiederum sind die – aufgrund ihrer an Mandeln erinnernden Form – Mandelkerne genannten Amygdala. In den komplexen, aus 13 Einzelkernen bestehenden Mandelkernen kommen zum einen Informationen aus dem Riechnerv, zum anderen aus dem hinteren Teil des Thalamus, der sensible Impulse aus dem

Körper bereits integriert und bearbeitet hat, zusammen. Aus den Mandelkernen führen Nervenbahnen wieder zurück in Richtung des Hypothalamus und der Hirnanhangdrüse und noch weiter herunter in das unter anderem motorische Abläufe koordinierende Mittelhirn. Impulse aus den Mandelkernen können dort dazu führen, dass die Atmung beschleunigt, Reflexe verstärkt und motorische Nerven stimuliert werden. Etwa diejenigen, die die Gesichtsmuskeln dazu bringen, einen „ängstlichen Gesichtsausdruck" anzunehmen. Gleichzeitig gibt es aber auch Nervenbahnen, die aus den Mandelkernen nach oben, in Richtung Großhirnrinde, ziehen und dort Zentren stimulieren, die für die Erhöhung der Aufmerksamkeit zuständig sind. Letztlich sind die Mandelkerne für all das, was wir spontan emotional erleben, mitentscheidend.

ANGSTFREIHEIT IST EINE KRANKHEIT: Beim sehr seltenen Urbach-Wiethe-Syndrom, bei dem die Mandelkerne nicht richtig funktionieren, reagieren Betroffene selbst auf stärkste Bedrohungen (Ausnahme: drohendes Ersticken) nicht mit Fluchtreaktionen und Angstgefühlen. Sie können auch die Gefühle ihrer Mitmenschen nicht mehr erkennen, was soziales Leben erheblich erschwert.

Unser Denken ist ein Wunder

Das Großhirn ist das Organ, das dem Menschen ermöglicht hat, sich „die Erde untertan zu machen", im Guten wie im weniger Guten. Hier muss somit im Wesentlichen auch das, was unser Denken ausmacht, stattfinden. Man geht davon aus, dass es keinen konkreten Ort im Gehirn gibt, an dem Denken stattfindet. Vielmehr ist das, was wir als Denken erleben, ein aus der Interaktion der Nerven im Gehirn resultierendes Phänomen. Eine Nervenzelle schüttet Überträgerstoffe aus, die die nachfolgenden Zellen reizt und dazu bringt, entweder ebenfalls zu feuern oder weniger erregbar zu sein. Aber wie und ab welchem Komplexitätsgrad diese Interaktionen dann ein Denken, so wie wir es erleben und für selbstverständlich halten, zur Folge haben, das darf und muss weiterhin als Wunder gelten. Unser Körper interagiert mit der Umwelt, das ist klar. Dazu kommunizieren zahlreiche Zentren im Gehirn und unzählige Nervenzellen miteinander. Stellen wir uns vor, unsere jeweils aktiven Nervenzellen sind die Lichter einer Großstadt, die wir in der Nacht von einem Flugzeug aus beobachten. Das Flimmern, das man von oben sieht, ist das, was wir als Denken erleben. Auch wenn schon sehr viel zu diesem Thema geforscht wurde, viel konkreter lässt es sich auch heute noch nicht erklären. Der keineswegs logische, unendlich komplizierte Aufbau unseres Gehirns hat viele Vorteile. Unter anderem den, dass viele wichtige Funktionen parallel über unterschiedliche Strukturen „verschaltet" sind. Selbst wenn einzelne Teile davon ausfallen, kann das System insgesamt oftmals noch recht gut arbeiten.

WARUM IST DAS NUR SO KOMPLIZIERT? Wenn Sie in einem Computer ein größeres Kabel durchschneiden, funktioniert nichts mehr. Die komplexe und sich den jeweiligen Herausforderungen anpassende Struktur unseres Gehirns mag viele Nachteile haben, sie gewährleistet aber eben auch eine relativ geringe Störanfälligkeit, was in der Evolution offenbar ganz erhebliche Vorteile hat.

Unabhängig davon, dass Denken eine Funktion des gesamten (Groß-)Hirns ist, gibt es auch in der Großhirnrinde auf bestimmte Funktionen spezialisierte Bereiche, wobei sich die Spezialisierung wiederum daraus ergibt, welche Nervenfasern ebendort hinziehen. So werden beispielsweise die von uns über die Augen aufgenommenen Informationen vorzugsweise zunächst einmal über die sich kreuzenden Sehnerven geleitet und dann im Occipitalhirn, also dem im Bereich des Hinterkopfes liegenden Hirnteil, verarbeitet. Die Informationswellen laufen von dort nach vorne durch unsere Großhirnrinde, was dann offenbar unserer visuellen Wahrnehmung einschließlich der Identifikation dessen, was wir sehen, entspricht. Das kann dann schon mal etwas länger dauern. Für den Fall, dass es sich um etwas Bedrohliches handelt, haben die über den Thalamus und die Mandelkerne geschalteten Reaktionen uns bereits in einen angemessenen Angstzustand versetzt und erste Reaktionen eingeleitet. Wenn uns etwas bewusst wird, ob wir es wahrhaben wollen oder nicht, ist dies bereits eine Mischung aus Sachinformationen und deren emotionaler Bewertung, so wie diese von den „alten Hirnstrukturen", also dem Thalamus und unter anderem den Mandelkernen im limbischen System, vorgenommen wurde.

DAS ANGSTSYSTEM

Bei Angstreaktionen sind zahlreiche Teile im Gehirn beteiligt. Es findet eine Kaskade an Schaltungen in dem komplexen Netzwerk statt.

Akute Reaktion: Angst!

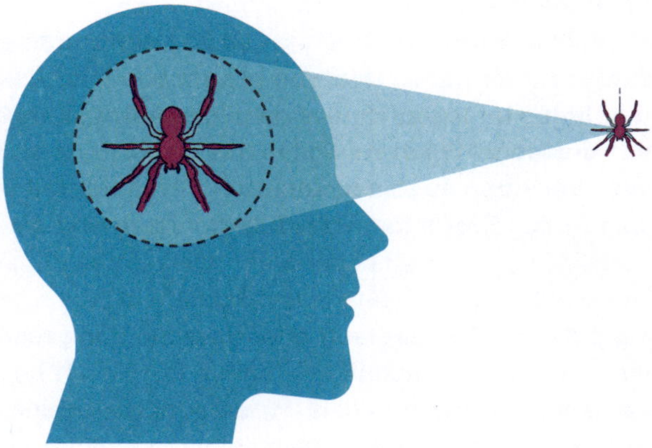

Reaktionsablauf im Gehirn

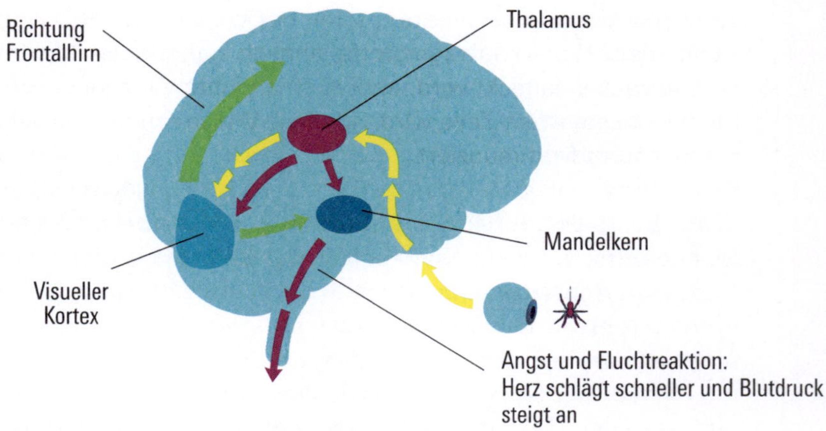

rot: akute Reaktion über „alte" Schaltzentralen des Gehirns
grün: zeitlich verzögerte Bewertung in der Großhirnrinde

Die Chemie der Angst

Hier geht es um die Stoffe, die in unserem Gehirn die Signale zwischen Nervenzellen übertragen.

Keine Angst! Sie müssen sich nicht alles merken, worum es nun im Folgenden gehen wird. Gleichwohl ist es wichtig, zumindest eine Vorstellung davon zu haben, wie kompliziert und in sich logisch unser Gehirn aufgebaut ist, auch was das Thema Angst anbelangt. Probleme „einfacher" lösen zu wollen, als es das System hergibt? Das ist, als wenn man auf einen kaputten Computer mit einem Hammer schlägt. Gelegentlich kann das funktionieren und der Computer funktioniert wieder. Meistens aber nicht. Wollen Sie mit sich und Ihrem Gehirn wirklich so umgehen, also irgendwie „draufhauen" und hoffen, dass es dann wieder läuft oder dass Sie dann für einen Moment keine Angst mehr haben?

Wie eine Nervenzelle funktioniert, wissen Sie bereits. Auf einen Reiz hin werden Überträgerstoffe ausgeschüttet. Diese „schwimmen" gewissermaßen durch einen mit wässriger Flüssigkeit gefüllten Raum und treffen dann auf die benachbarte Nervenzelle, die in ihre Zellwand eingebaute Rezeptoren besitzt. Das sind Bindungsstellen, an denen die Überträgerstoffe, ähnlich einem Stecker, der in eine Steckdose gesteckt wird, andocken und ihre Wirkung entfalten. Die nachgeschaltete Zelle wird auf diese Weise erregt oder aber deren Erregung wird reduziert.

NERVENZELLE IST NICHT GLEICH NERVENZELLE: Nervenzellen im Gehirn unterscheiden sich voneinander unter anderem dadurch, welchen Überträgerstoff sie verwenden. Die meisten Zellen des limbischen Systems, also der zentral liegenden Teile des Großhirns, verwenden als Überträgerstoff Serotonin. In Angstsituationen ausgeschüttet, hat dieses einen eher dämpfenden, also Angstreaktionen reduzierenden Effekt.

Bei Menschen, die unter bestimmten Angststörungen leiden, wurde im Vergleich zu Gesunden, eine geringere Dichte von Serotonin-Rezeptoren gefunden. Dabei muss man berücksichtigen, dass bereits heute mehr als 20 unterschiedliche Formen dieser „Andockstellen", jeweils mit etwas unterschiedlichen Funktionen, bekannt sind.

Hormone, Überträgerstoffe, Angstreaktionen

Alle lebenden Systeme und alle darin essenziellen Funktionen sind dynamisch. Reaktionen werden angestoßen, müssen aber in Regelkreisen begrenzt und gegebenenfalls auch wieder ausgebremst werden, damit das Gesamtsystem reaktionsfähig bleibt. Ansonsten würde schon ein wenig Stress zu erstarrender Angst führen. Entsprechend gibt es in unserem Gehirn Systeme und Überträgerstoffe, die Angstreaktionen stimulieren, und solche, die dem funktional entgegenwirken. Noradrenalin und Adrenalin, von der Nebenniere (Nebennierenmark) ins Blut ausgeschüttet, sind im Rahmen von Stressreaktionen dafür verantwortlich, akute Alarmreaktionen des Körpers anzustoßen: Blutgefäße ziehen sich zusammen, das Herz schlägt schneller, die Anspannung der Muskeln erhöht sich ... Ein weiterer, im Gehirn vorkommender Überträgerstoff ist die Gamma-Aminobuttersäure (GABA). Speziell in der Kommunikation zwischen Thalamus und Mandelkernen sind Nervenzellen aktiv, die GABA verwenden, wobei offenbar auch GABA einen hemmenden Effekt auf Angstreaktionen hat. In einigen Studien zeigte sich, dass Angstpatienten im Bereich des limbischen Systems weniger GABA-Rezeptoren haben als Gesunde. Die Rezeptoren, die ebenfalls wie „Steckdosen" funktionieren, über die GABA seine Wirkung entfaltet, sind wiederum komplexe Konstruktionen. Sie bestehen aus verschiedenen Untereinheiten. Wenn GABA die entsprechenden Rezeptoren erregt, kann etwas mehr Kalium in die Zelle einströmen, womit sie weniger leicht erregbar wird – was wiederum mit Entspannung und Beruhigung einhergeht. Am Rand der GABA-Rezeptoren können allerdings auch andere Substanzen „andocken", vor allem Valium und chemisch ähnliche Stoffe (Benzodiazepine), die auf diese Weise ihre angstreduzierende, aber auch beispielsweise müde machende Wirkung entfalten. Nun ist das Gehirn eben eine dynamische Maschine: Wenn etwas blockiert wird, versucht der Körper, auch auf dieser Ebene automatisch den Ausgangszustand wieder herzustellen. Also werden bei Blockaden mehr GABA-Rezeptoren von den Zellen ausgebildet, was dann dazu führt, dass man zum Beispiel immer mehr Valium bräuchte, um die gleichen Effekte wie am Anfang zu erzielen. Wenn man dann das Medikament absetzt, ist das System labiler als zuvor, es kommt zu entsprechenden „Absetzeffekten" (siehe Seite 151).

EIN MEDIKAMENT GEGEN ANGST? Um Ängste noch gezielter behandeln zu können, sucht die Pharmaindustrie intensiv nach Substanzen, die über GABA-Rezeptoren wirken, aber keine Absetzeffekte oder sonstige Nebenwirkungen verursachen. Wirklich überzeugende Kandidaten wurden bislang nicht gefunden.

Glutamat ist ein weiterer Überträgerstoff, der eine Rolle zu spielen scheint. So gibt es Zellen, etwa im Bereich der Mandelkerne, deren Überträgerstoff Glutamat ist. Glutamat führt hier dazu, dass der Corticotropin-Releasing-Faktor ausgeschüttet wird, der über das Blut im Körper verteilt wird und in den Nebennierenrinden zur Freisetzung von Cortisol führt. Werden Glutamat-Rezeptoren stimuliert, hat auch dies einen eher angstreduzierenden Einfluss. Und dann gibt es da noch eine Substanz, die man N-Methyl-D-Aspartat (NMDA) nennt. Es konnte gezeigt werden, dass NMDA etwas mit dem Angstgedächtnis zu tun hat, also dazu führt, dass bedrohliche Konstellationen besser erinnert werden und in ähnlichen Konstellationen noch schneller reagiert wird. Zudem sind im Gehirn sogenannte Neuropeptide, aus wenigen Aminosäuren bestehende Verbindungen, als Überträgerstoffe relevant. Dazu gehört beispielsweise ein als Substanz P bezeichneter Stoff, der Angst stimuliert. Wenn Substanz-P-Rezeptoren blockiert werden, reduziert sich die erlebte Angst.

Je mehr Wissen, umso mehr Fragen

Wie all diese Überträgerstoffe beziehungsweise die jeweiligen Nervengruppen tatsächlich in unserem Gehirn miteinander interagieren und welche der genannten (zuzüglich vieler, noch gar nicht als solches bekannter) Faktoren dabei welchen Stellenwert haben, bleibt derzeit unserer Fantasie überlassen. Die hier genannten Überträgerstoffe mit ihren Wirkungen sowie vieles mehr, was dazu in der Wissenschaft erforscht wurde, kennt man häufig aus Tierversuchen, in denen zum Beispiel sehr große Dosen der jeweiligen Überträgerstoffe verabreicht und deren Auswirkungen gemessen wurden. Oder auch aus modernen bildgebenden Verfahren, in denen die Verteilung von Substanzen im Gehirn durch radioaktiv markierte Stoffe direkt gezeigt werden kann. Kein Forscher kann ein halbes Dutzend und mehr Mechanismen gleichzeitig erforschen. Man achtet jeweils vor allem auf den einen oder anderen der oben genannten Mechanismen, und versucht dann, ausgehend von dem, was man weiß, sich einen Reim auf das gesamte Phänomen „Angst" zu machen. In vielen Fällen geht Angstforschung von der Frage aus, wie man Angstreaktionen möglichst ohne Nebenwirkungen regulieren beziehungsweise unterdrücken kann. In einer Welt, in der Säbelzahntiger ausgestorben sind und Menschen unter Ängsten leiden, ist das naheliegend. Womit sich die Frage stellt: Wenn ein unter Ängsten leidender Mensch dank der Medikamente weniger oder keine Ängste mehr hat – ist damit ein „wieder gesunder" Zustand erreicht? Angesichts realer Bedrohungen wäre ein solcher „gesunder Zustand" möglicherweise problematisch.

WAS DIE GENETIK SAGT: Die Verteilung und die jeweilige Funktion der durch bestimmte Überträgerstoffe charakterisierten Systeme im Gehirn wird zunächst einmal durch unsere Erbanlagen bestimmt. Vermutlich hat dies mit Genen zu tun, die auf den Chromosomen 7 und 13 liegen. So haben Angehörige von Menschen, die unter bestimmten Angsterkrankungen leiden, ein erhöhtes Risiko, ebenfalls zu erkranken.

Merke: Einfache Rechnungen, bei denen Angsterkrankungen die Folge von zu wenig Serotonin oder zu wenig Serotonin-Rezeptoren im Gehirn sind, sind viel zu simpel, um richtig sein zu können! Nachdem unser Gehirn eine hochkomplexe Interaktionsmaschine ist, bleibt bislang bei fast allen wissenschaftlichen Einzelbefunden offen, inwieweit diese jeweils etwas mit den Ursachen des Problems zu tun haben oder aber nur ein Nebenaspekt oder eine Folge sind. Und dann kann es noch bei jedem Menschen anders sein ...

Angstreaktionen: unlogisch, aber effektiv!

Wie wir Angst wahrnehmen und wie wir uns verhalten, erscheint nicht immer nachvollziehbar. Doch steckt dahinter immer ein Sinn.

Bei akuter Bedrohung ergibt sich also folgender Ablauf: Wir sehen oder hören etwas, was vielleicht auf einen Säbelzahntiger hinweisen könnte. Zunächst einmal werden im Thalamus die Signale als möglicherweise bedrohlich erkannt. Ohne dass es uns bewusst würde, läuft eine Erregungswelle durch die alten Hirnstrukturen, vom Thalamus ins limbische System einschließlich der Mandelkerne, und löst dabei automatisch eine akute Stress- oder Anspannungsreaktion aus. Bei Menschen, die unter Angsterkrankungen leiden, zeigte sich, dass die Mandelkerne und Gebiete im Bereich des anterioren cingulären Kortex leichter erregbar sind. Bei Panikstörungen fanden sich zudem leichter erregbare Bereiche im Hirnstamm, bei speziellen Phobien auch solche im insulären Kortex und dem medialen praefrontalen Kortex.

Die „Reizschwelle“, die überschritten werden muss, damit in unserem Gehirn Angst- und Stressreaktionen anlaufen, wird durch das System selbst bestimmt, das seinerseits vor allem und zeitlebens durch Lernerfahrungen differenziert wird. So können lebensgefährliche Situationen dazu führen, dass dafür als charakteristisch erlebte Aspekte (blutende Wunden, gellende Schreie, Martinshorn der Feuerwehr usw.) Signalcharakter bekommen und dann auch Angstreaktionen auslösen, wenn aktuell keine Gefahr droht. Man nennt das auch Flashbacks. Parallel zu den über den Thalamus ablaufenden automatischen Reaktionen werden zum Beispiel die die Gefahrensituation abbildenden optischen Reize über den Sehnerv in das Sehzentrum (im Bereich des Hinterkopfes) und die damit einhergehenden akustischen Reize über den Hörnerv in entsprechende Hörzentren der Großhirnrinde geleitet. Von dort aus verbreiten sich die Impulswellen dann in Richtung des praefrontalen Kortex, also der Region des Gehirns, die sich unter unserer Stirn befindet. Wobei die Art, wie diese Ausbreitung geschieht und welche Zellen dabei involviert werden, mit unserer bewussten Analyse der Situation gleichbedeutend ist. Erst dadurch und jetzt nehmen wir bewusst Angst und das, was uns bedroht, wahr.

Die Stressreaktion und spontane Abwehrreaktionen laufen also bereits auf Hochtouren, bis uns überhaupt klar wird, was die aktuelle Bedrohung tatsächlich real ist! Dass wir es üblicherweise anders erleben, im Sinne von: Wir nehmen eine Bedrohung war, überlegen was zu tun ist und reagieren dann entsprechend, macht unseren Selbstwert als rational handlungsfähiges Wesen aus. Die zugrunde liegende Selbsteinschätzung ist jedoch eine Illusion. Was den Selbstwert anbelangt: leider, was die Überlebensfähigkeit anbelangt: glücklicherweise!

Logisch ist nicht immer besser

Wäre es nicht besser, wenn unser Gehirn logisch aufgebaut wäre? Also wenn ein Reiz zunächst im Großhirn ankommt und dort verarbeitet wird? Damit hätten wir die Möglichkeit, rational mit dem jeweiligen Problem umzugehen. Dann wäre Angst eben nur ein unser Überleben sichernder Faktor und kein Problem, das unsere Lebensqualität beeinträchtigt. Man müsste nur diese heute überflüssigen Verschaltungen im Zwischenhirn und in den Mandelkernen irgendwie entschärfen. Solche Überlegungen sind allerdings müßig. Unser Gehirn wurde nicht, wie ein Computer, am Reißbrett entworfen und nach logischen Prinzipien konstruiert. Es ist vielmehr das Ergebnis einer langen Entwicklungsgeschichte. Ältere Strukturen wurden immer wieder überbaut, integriert, umgewidmet und erweitert. Aber selbst, wenn man das alles ganz rational neu bauen könnte: Wäre ein „logisch“ gebautes Gehirn im Überlebenskampf wirklich besser als es unser altes Gehirn ist? So wie es ist, funktioniert unser Gehirn gerade in Bedrohungssituationen erheblich schneller und oftmals auch effektiver, als wenn zunächst einmal eine sachlich-rationale Überlegung und Entscheidung, wie bedrohlich etwas ist, erfolgen müsste.

Der Nachteil dieser Konstruktion ist, dass Angstreaktionen aller Art zunächst einmal automatisiert ablaufen, auch wenn es, rational gesehen, eigentlich keinen Grund für eine Angstreaktion gäbe. Mit Letzterem müssen wir leben und umgehen lernen, um in den Genuss des Ersteren, unserer automatischen Überlebenssicherung, zu kommen. Jede Versicherung kostet etwas, auch auf der Ebene unseres Gehirns. Wobei wir zunächst einmal dankbar dafür sein müssen, dass es so konstruiert ist, wie es eben konstruiert ist. Die aus der speziellen Konstruktion und gewissen Abstimmungsproblemen zwischen einzelnen Komponenten resultierenden Nebenwirkungen sind die Angsterkrankungen beziehungsweise Angststörungen, mit denen wir uns in den kommenden Kapiteln eingehend beschäftigen werden.

Zwischen Veranlagung und Lebensgeschichte

Woher Ängstlichkeit wirklich kommt, ist oft nicht zu klären. Manches ist in uns angelegt, anderes durch Lernerfahrungen erworben.

Es gibt größere und kleinere, dickere und dünnere Menschen. Es gibt eher mutige und eher weniger mutige Menschen, solche, die eher Nähe suchen und denen es fast schon schlecht geht, wenn sie nicht die Zuneigung erhalten, die sie sich wünschen (reward dependence), und solche, die distanzierter und unabhängiger sind. Einigen Menschen fällt es schon als Kinder nicht schwer, ihre Bedürfnisse – etwa nach Süßigkeiten – aufzuschieben, wenn dafür später umso größere Belohnungen winken. Und es gibt solche Menschen, die das nicht können und jedes Bonbon (oder Marshmallow, wie in dem berühmten Stanford-Marshmallow-Experiment) sofort in den Mund schieben, weil man ja nie wirklich sicher weiß, ob es später dann tatsächlich eine Belohnung gibt.

DAS STANFORD-MARSHMALLOW-EXPERIMENT: In den 1960er-Jahren untersuchte der Psychologe Walter Mischel an der Universität Stanford das Belohnungsverhalten von Kindern. Sie bekamen entweder einen Marshmallow sofort zum Verspeisen oder einen zweiten nach 15 Minuten, wenn sie den ersten nicht sofort aufgegessen hatten. Kinder, die das spontane Konsumbedürfnis unterdrücken konnten, waren im späteren Leben oft leistungsfähiger und erfolgreicher als diejenigen, die dem Marshmallow nicht widerstehen konnten.

Es gibt Menschen, die alles tun, um unangenehme Begegnungen zu vermeiden (harm avoidance), und solche, die schon als Kleinkinder überall heraufklettern und jeder Gefahr ins Auge sehen, schlicht deshalb, weil ihr Leben für sie ansonsten zu langweilig wäre (novelty seeking/sensation seeking). Und es gibt – eng mit dem letztgenannten Aspekt verwandt – ängstliche Menschen, und solche, die geradezu in die Welt hinausziehen, um das Fürchten zu lernen. Die von Geisterbahnen bis Bungee-Jumping alles Mögliche und Unmögliche ausprobieren, weil es ihnen einfach Spaß macht.

Welche Rolle unsere Genetik spielt

Der gemeinsame Nenner der hier aufgeführten (und vieler anderer psychischer) Phänomene ist, dass sie alle „bio-psycho-sozial" determiniert sind. Sprich: Es gibt dafür eine genetische Veranlagung, die allerdings maßgeblich durch die Lebensgeschichte beeinflusst und modifiziert werden kann. Genetische Veranlagung heißt dabei in den genannten Fällen nicht, dass es (wie für die Anlage für blaue oder braune Augen) bislang tatsächlich exakt möglich wäre, diesbezüglich ein oder mehrere Gene auf einem oder mehreren bestimmten Chromosomen zu identifizieren. Es dürften jeweils auf verschiedenen Chromosomen liegende Gene sein, die über bislang bestenfalls ansatzweise verstandene Interaktionen uns die eine oder andere Merkmal-Ausprägung in die Wiege gelegt haben. Dass unsere „Veranlagung" einen Einfluss auch darauf hat, ob wir eher ängstlich oder eher mutig sind, ist mit Blick auf entsprechende Untersuchungen gut gesichert. Der Apfel fällt schon deshalb auch beim Thema Angst in der Regel nicht weit vom Stamm.

Genetisch gesehen ist die Sache kompliziert. In größeren Studien zeigte sich, dass selbst vergleichsweise einfach messbare Merkmale wie unser Körpergewicht einen genetisch komplexen Hintergrund haben. Sehr große Studien mit vielen Tausend Teilnehmern ergaben beispielsweise, dass sich nur wenige Prozent der Varianz des Gewichtes tatsächlich auf genetische Ursachen zurückführen lassen. Bei Angst und Ängstlichkeit dürfte es ähnlich sein: Ob eher ängstliche Eltern eher ängstliche Kinder haben, weil sie eben genetisch verwandt sind oder weil ängstliche Eltern eben auch die Vorbilder sind, von denen ihre Kinder lernen, was man von der Welt erwarten kann und wie man sich im Zweifelsfall am besten verhält, ist im Einzelfall kaum auseinanderzuhalten.

DER SOZIALE ZUSAMMENHANG: Einige Studien legen nah, dass zum Beispiel die Veranlagung zum „sensation seeking", also von relativer Angstfreiheit oder auch von Draufgängertum, ein Kind mit erhöhter Wahrscheinlichkeit im Leben auf Abwege bis hin zur Straffälligkeit führt, wenn es unter schlechten, wenig strukturierten Verhältnissen aufwächst. Unter strukturierenden, liebevollen familiären Verhältnissen kann die gleiche Veranlagung zu hochgradig leistungsfähigen, sehr erfolgreichen Lebensläufen führen.

Der Faktor frühkindliche Bindung

Ängstlich veranlagte Kinder ängstlicher Eltern haben es häufig schwer, sich im Leben aktiv zu behaupten, während das ähnlich veranlagte Kind weniger ängstlicher Eltern diesbezüglich Vorteile hat, ohne freilich jemals ein Abenteurer oder extrovertierter Politiker zu werden. Wobei selbstverständlich wiederum Ausnahmen die Regel bestätigen. Dass solche Entwicklungen möglich sind, lässt sich heute auch auf genetischer Ebene erklären: Es ist nämlich keineswegs so, dass alles, was in unseren Erbanlagen angelegt ist, ständig aktiv wäre. Bestimmte Gene können durch Lebenserfahrungen quasi aus-, andere eingeschaltet werden. Der relativ junge wissenschaftliche Zweig der Epigenetik beschäftigt sich speziell hiermit und bringt immer wieder hochinteressante Ergebnisse zutage. Was dann auch

SICHER ODER ÄNGSTLICH?

Weil Angst Alarmqualität besitzt, werden Ereignisse, in denen wir Angst erlebt haben, in der Regel besser erinnert als neutrale Situationen. Erinnern Sie sich?

Frage 1: An welche Situationen aus Ihrer (frühen) Kindheit können Sie sich erinnern?

Frage 2: Welche Rolle spielten dabei Emotionen, speziell Ängste?

Frage 3: Wie haben sich diese Situationen aufgelöst?

Angstsituationen gehören bei vielen Menschen zu den frühesten Erinnerungen. Idealerweise schließt das die Erinnerung daran, wie sie aus dieser Situation gerettet wurden, ein.

Beispiele

– Im Kaufhaus verloren gegangen und dann von der Mutter wiedergefunden worden.
– Von anderen Kindern im Kindergarten bedrängt und von der „Kindergartentante" gerettet worden.
– Auf einen sehr hohen Baum geklettert und nicht mehr heruntergekommen, weshalb man vom Vater gerettet werden musste.

Unterschiede zwischen eineiigen Zwillingen (die ja die identische genetische Ausstattung haben) erklären kann.

Dass unser Umgang mit Angst oder unsere Ängstlichkeit sehr viel mit unserer frühen Entwicklung zu tun hat, wurde intensiv erforscht. Zunächst einmal sind Menschen als Neugeborene völlig hilflose, auf die intensive Betreuung und Zuwendung der Eltern angewiesene Wesen. Das ist evolutionsgeschichtlich ein Vorteil: Unser komplex aufgebautes Gehirn braucht viele und immer neue Eindrücke von außen, um sich zu dem entwickeln zu können, was unser Überleben als Individuum und als Art (zumindest bislang) ermöglicht hat. Wiederholungen geben Sicherheit, weil sie Gesetzmäßigkeiten aufzeigen. Dabei ist die körperliche Entwicklung, die Ausbildung neuer und die Verknüpfung bereits gebildeter Nervenzellen, eng miteinander abgestimmt. Eine gesunde Entwicklung funktioniert als solche nur, wenn beide Aspekte, Veranlagung und Umwelt, in angemessener Intensität und Dosierung interagieren. Idealerweise hat das Neugeborene liebevolle Eltern, die ihm durch ihr Verhalten (Kuscheln, Streicheln, Beschützen …) in Wort und Tat einen Rahmen geben, in dem es zu einem souveränen Wesen heranreifen kann. Dabei ist unter anderem auch der Gesichtskontakt zu den Eltern wichtig: das lächelnde Gesicht einer Mutter, die zudem beruhigende Worte spricht, ist das ideale Ambiente, um zu einem sicher gebundenen Kind heranwachsen zu können. Sicher gebundene Kinder können schon früh auch einmal alleine sein und ab einem gewissen Alter mit ihnen fremden Menschen kommunizieren. Kinder gleichen Alters, denen diese Sicherheit fehlt, fremdeln. Werden sie allein gelassen, sind sie schnell unsicher, hilflos und weinen, was erste Aspekte von Angst beinhaltet. Wenn Letzteres gelegentlich passiert, ist das nicht schlimm und ein notwendiger Bestandteil jeder gesunden Entwicklung. Schlimm wird es, wenn – durch mangelnde Zuwendung der Eltern in den ersten Lebensjahren bis in die Schulzeit – verunsichernde und ängstliche Konstellationen überwiegen. Jedes Ereignis mangelnder Fürsorge für sich genommen ist dann zwar kein „Trauma" im Sinne der Psychotherapie – wenn sich derartige Ereignisse jedoch häufen, kann dies langfristig gleichwohl erhebliche negative Folgen haben. Solche Menschen sind überdurchschnittlich häufig ängstlich, unsicher und haben Schwierigkeiten in der menschlichen Interaktion. Sie suchen entweder zu schnell und vorbehaltlos Nähe oder sind gerade im Gegenteil eher distanziert, abweisend und fühlen sich dabei ängstlich-unsicher und einsam. Viele neigen zu starker Abneigung gegen sich selbst.

Wenn Angst zum Problem wird

Manchmal ist es ein schmaler Grat. Dann wird aus der Angst, die uns schützt, ein Problem, mit dem wir lernen müssen, umzugehen.

Von Angststörungen spricht man dann, wenn Ängste auftreten, für die es keine angemessenen äußeren oder inneren Gründe gibt und die dabei ein Ausmaß annehmen, das die Lebensqualität der betroffenen Menschen erheblich reduziert. Darüber hinaus können Ängste im Rahmen fast aller schwereren psychischen (und auch körperlichen) Erkrankungen auftreten, etwa bei Depressionen. Dies kann einerseits als Reaktion der betroffenen Person auf die jeweilige Erkrankung und die damit verbundene Verunsicherung und Einschränkung verstanden werden. Es kann aber auch quasi ein eigener Aspekt der betreffenden Störung sein. Fragen wie „War erst die Angst da, die zur Depression führte … oder umgekehrt?" lassen sich nur angesichts des individuellen Falles annäherungsweise beantworten.

Im Rahmen dieses Buches geht es primär um Angsterkrankungen: Die Betroffenen leiden unter akuten oder länger anhaltenden Ängsten, die – von außen, aber auch aus Sicht der Betroffenen selbst – eigentlich unberechtigt und überflüssig sind. Angststörungen sind somit zunächst einmal eine Frage der unangemessenen situativen Verortung von Angst oder des Ausmaßes der Angst. Mitunter können Ängste darüber hinaus auch eine ganz eigene, für Betroffene schwer konkretisierbare, diffus-ungerichtete Qualität haben. Etwa im Sinne eines anhaltenden Gefühls von bedrückender Ängstlichkeit, ohne sagen zu können, wovor man Angst hat. Und nicht selten beinhalten Angststörungen das merkwürdige Phänomen „Angst vor der Angst". Die Betroffenen haben dann Angst davor, dass wieder Ängste oder Angstattacken auftreten könnten. All dies geht mit erheblichem Leid und reduzierter Lebensqualität einher.

ANGSTSTÖRUNG ODER ANGSTERKRANKUNG? Die Ursache der meisten krankheitswertigen psychischen Probleme ist vielschichtig. Hier interagieren Veranlagung, Lebens- und Lerngeschichte und situative Faktoren eng miteinander. Ähnliche Symptome können dabei aus unterschiedlichen Konstellationen resultieren. Psychische Störungen werden deshalb ausgehend von Symptomatik und Verlauf diagnostiziert. Deren möglichen Ursachen, also das, was eine Erkrankung im engeren Sinn ausmachen würde, bleiben dabei unberücksichtigt.

Da Angst ursprünglich die Funktion hat, vor Gefahren zu warnen, gehen Angststörungen in aller Regel mit „Vermeidungsverhalten" einher. Betroffene meiden den Kontakt mit dem, was ihnen Angst macht, seien es Gegenstände, Tiere oder bestimmte Situationen. Lässt sich der Kontakt mit diesen Faktoren vermeiden, dann führt dies zunächst einmal dazu, dass die Ängste kurzfristig entweder ganz abklingen oder zumindest deutlich erträglicher werden. Vermeidung wird somit umgehend belohnt, was für unser Gehirn schnell zur „prägenden Erfahrung" wird, die dann das weitere Verhalten in ähnlichen Situationen bestimmt.

Ängste unterscheiden sich – bis hin zur Angst vor der Angst

Wenn sich die Angst auf Objekte oder Konstellationen bezieht, die der betreffende Mensch in seinem sozialen Umfeld ohne weitergehende Konsequenzen meiden kann, ist zunächst einmal (scheinbar) alles gut. Solange man nicht in einem zoologischen Garten für Spinnen zuständig ist, führt in unseren Breiten, wo es üblicherweise keine gefährlichen Spinnen gibt, die Angst vor Spinnen bestenfalls gelegentlich zu Irritationen. Ähnliches gilt für die Angst vor engen Räumen, der Klaustrophobie: Solange ich nicht in einem Hochhaus im 24. Stockwerk arbeite oder wohne, ist es viel gesünder, die Treppe zu benutzen!

In diesen Beispielen klingt bereits an, dass „Vermeidung" als „Behandlung" von Ängsten zwar funktionieren mag, aber nur eingeschränkt sinnvoll ist. Was kurzfristig zur Entlastung führt, kann längerfristig in einer sozialen Sackgasse, in Einsamkeit und damit in erheblichem Leid enden. Das Ausmaß von Leid, das aus einer Angststörung resultiert, hängt somit davon ab, inwieweit sich das, vor dem man Angst hat, vermeiden lässt. Das hat auch damit zu tun, wie gut man sozial eingebunden ist. Wer eine liebevolle Partnerin hat, für den sind soziale Ängste leichter zu ertragen, als für eine alleinstehende Person. Und dann gibt es noch Ängste, die sich nicht vermeiden lassen, sei es, weil sie unberechenbar in Form von Attacken auftreten, sei es, weil sie sich auf Körperfunktionen beziehen, vor denen man eben nicht davonlaufen kann. Und dann sind da noch Ängste und Befürchtungen, die sich auf nahe Angehörige beziehen. Schließlich gibt es die Angst vor der Angst, ein Teufelskreis, in dem sich Angst auf Angst bezieht, die damit jede situative Abhängigkeit verloren hat.

Es hat schon immer Menschen gegeben, die stärker unter Ängsten litten als andere. Vor dem Hintergrund der jeweiligen Lebensumstände, der sozialen Normen und auch der religiösen Vorstellungen, ist dies über die Jahrhunderte hinweg aber offenbar kaum jemals aufgefallen. Zumindest nicht in der Form, dass diese Ängste als Erkrankung erlebt und bewertet wurden. Erst seit dem 19. Jahrhundert, als es zunehmend gelang, Menschen systematisch gegenüber vielen Bedrohungen abzusichern (von der Polizei bis zur Krankenversicherung), änderte sich dies. Angesichts der von vielen Menschen erlebten Ängste, versuchten nun Ärzte und Therapeuten, unterschiedliche Angsterkrankungen zu unterscheiden und genau zu definieren. Entsprechend verbindlich definierte Diagnosen erleichtern die Kommunikation über die jeweilige Problematik und die Suche nach spezifischen, möglichst wirksamen Behandlungsformen. Einige Angststörungen scheinen relativ stabil zu sein. Sie traten und treten recht ähnlich in ganz unterschiedlichen Kulturen auf. Andere Angststörungen spiegeln hingegen in deutlich höherem Maße die jeweils aktuelle soziale, technische oder politische Situation. Wenn Ängste einen Menschen davon abhalten, sich konstruktiv mit einem potenziell bedrohlichen Phänomen zu beschäftigen, er von seinen Ängsten paralysiert wird und die Lebensqualität massiv beeinträchtigt ist, sind die Kriterien einer Angststörung erfüllt.

FORMEN DER ANGST

Angst ist vielgestaltig. Sie trägt ganz unterschiedliche Masken und ist für uns schwer greifbar. Allein das macht schon wieder Angst.

Diagnosen: Schubladen oder Kontinuum?

Ängste sind komplexe Phänomene. Eine Diagnose wird oft als entlastend erlebt, unabhängig davon, wie gut das dahinterstehende Konzept ist.

Die Abgrenzung von „noch normaler Angst" und „krankheitswertigen Angststörungen" ist nicht einfach. Alle Ängste, die charakteristisch für Angsterkrankungen sind, können bis zu einem gewissen Grad gesund, normal und überlebenswichtig sein. Angst vor Schlangen, deren Biss tödlich sein kann, ist normal und gesund. In engen Räumen zu ersticken, wenn es keine Luftzufuhr gibt, ist eine reale Gefahr. Und dass Herzinfarkte tödlich sein können, weiß sowieso jeder. Vor diesen Phänomenen Angst zu haben, ist somit gesund.

Von Angsterkrankungen spricht man dann, wenn Ängste „übermäßig und unangemessen" sind und die Betroffenen darunter leiden. In Extremfällen ist die Abgrenzung eindeutig und unzweifelhaft. In weniger ausgeprägten Fällen, oder auch dann, wenn jemand zum Beispiel eine schwere Herzerkrankung hatte, verschwimmen die Grenzen mitunter. Ab wie viel Ängstlichkeit wird aus Vorsicht eine Krankheit? Die Abgrenzung der unterschiedlichen Angststörungen voneinander, also die Unterteilung in umschriebene Diagnosen, ist ein weiterer schwieriger Schritt.

Im Sprachgebrauch sind Krankheit und diesbezügliche Diagnosen vermeintlich eindeutig. Man ist entweder gesund oder krank. Man hat eine Panikstörung oder eine Phobie. Wer krank ist, wird bei hinreichendem Schweregrad krankgeschrieben, muss sich behandeln lassen und nicht zur Arbeit beziehungsweise in die Schule gehen. Im Sinne des Sprichwortes, wonach die Götter vor die Behandlung einer Erkrankung die (Stellung der richtigen) Diagnose gesetzt haben, ist eine solche zwingend erforderlich, um die Ursachen des Problems zu erkennen und es richtig behandeln zu können. Unser medizinisches Denken geht dabei von idealtypischen körperlichen

Erkrankungen aus, etwa von einem Beinbruch oder von Infektionskrankheiten wie der „Grippe". Diese beiden und viele andere Erkrankungen haben tatsächlich und offenkundig umschriebene (Haupt-)Ursachen und lassen sich, wenn man diese kennt, gezielt behandeln. Aber selbst beim Beinbruch und der Grippe ist es dann doch, wiederum abgesehen von Extremformen, erheblich komplexer und individueller. Das medizinische, auf umschriebene Diagnosen ausgerichtete Denken, kommt dem Bedürfnis von Menschen entgegen, komplizierte Phänomene zu vereinfachen, sich angesichts der unendlichen Zahl möglicher Konstellationen zu orientieren und Probleme auf einen eindeutigen Nenner zu bringen.

UNBEKANNTES MACHT ANGST: Was man definieren und benennen kann, hat bereits einen Teil seines Schreckens verloren. Diese Erkenntnis wird prägnant durch das Rumpelstilzchen verkörpert, wenn es frohlockt: „Ach wie gut, dass niemand weiß, dass ich … heiß!" Für den, der seinen Namen kennt, verliert der Gnom, der ansonsten das Kind stehlen würde, seinen Schrecken. Bei Krankheiten ist es ein Stück weit ähnlich.

Diagnosen, bei allem Schrecken, den sie vermitteln können („Es ist Krebs!"), reduzieren die oft noch größere Angst vor dem Ungewissen. Wenn bei Menschen, die unter Krankheitsängsten oder Hypochondrie leiden, tatsächlich eine gravierende Diagnose gestellt wird, führt dies erfahrungsgemäß eher zur Entlastung als zu einem weiteren Anstieg der Angst. Gewissheit reduziert Ängste, selbst dann, wenn sie negative Tatsachen zum Inhalt hat. Das liegt daran, dass Gewissheiten Handlungsmöglichkeiten eröffnen: Kampf, Flucht, Kapitulation. Vage Befürchtungen hingegen machen hilflos.

Alle im Folgenden vorgestellten Angstdiagnosen sind aus medizinischem Denken heraus konzipierte Kategorien und als solche nichts anderes als Schubladen. Die jeweiligen Diagnosekriterien wurden von Experten definiert, damit sie in der Praxis funktionieren. Sie müssen der Verständigung von Experten untereinander dienen, das heißt, jeder Experte sollte beim selben Patienten möglichst zur gleichen Diagnose kommen (was gerade bei psychischen Diagnosen auch heute noch keineswegs sicher ist). Letzteres wiederum ist die Voraussetzung dafür, dass man Forschung im Hinblick auf bestmögliche Therapieformen betreiben und gesundheitspolitische Maßnahmen planen kann.

Angststörungen als bio-psycho-soziale Phänomene

Die allermeisten psychischen Störungen, und damit auch Angststörungen, sind „bio-psycho-soziale Phänomene". Wir werden in diesem Buch immer wieder auf den Begriff stoßen. Diese Phänomene haben mehr als eine Ursache. Vielmehr spielen genetische Veranlagung, Erziehung, Lebensgeschichte und Lernerfahrungen eine Rolle. Diese Aspekte interagieren dabei derart eng miteinander, dass sich Einzelfaktoren oft nur theoretisch gegeneinander abgrenzen lassen. Krankheitswertige Ängste können gravierende, in der Lebensgeschichte scheinbar eindeutige, Gründe haben, etwa traumatische Erlebnisse. Doch selbst schwerste Traumata führen durchaus nicht bei allen Menschen zu bleibenden psychischen Folgen. Wie bestimmte Belastungen bewältigt werden, hat immer auch etwas mit der Veranlagung und den im Leben gemachten Erfahrungen zu tun, die wiederum auf die jeweils aktiven Erbanlagen Auswirkungen haben (siehe Seite 33). Speziell bei der Diagnose von Angststörungen kommt ein weiterer Aspekt hinzu, nämlich die Frage, wo und unter welchen Bedingungen ein Mensch lebt. Angststörungen spiegeln nicht zuletzt die Lebens- beziehungsweise Rahmenbedingungen der betroffenen Menschen wider. Die Lebenswelt hat mitunter sogar den entscheidenden Einfluss darauf, ob eine krankheitswertige Angststörung diagnostiziert wird oder nicht. Dazu schon jetzt zwei Beispiele, denen wir etwas später noch einmal, dann aber systematisch, begegnen werden:

DIE SCHLANGENPHOBIE: Leben Sie in Deutschland oder in Indien? Wie oft haben Sie es im täglichen Leben mit Schlangen zu tun? Die meisten von uns dürften jahrelang keiner lebenden und schon gar keiner gefährlichen Schlange begegnet sein. Wenn Sie in bestimmten Gegenden in Indien leben würden, sähe das ganz anders aus. Dort eine Schlangenphobie zu haben, hätte neben dem Nachteil, sich möglicherweise vor jedem auf Entfernung wie eine Schlange aussehenden Strick zu fürchten und aus Angst im schlimmsten Fall das Haus nicht verlassen zu können (selbst da wären Sie nicht sicher), wenigstens den Vorteil, vor den wirklich gefährlichen Tieren gesunden Respekt zu haben. Welchen Vorteil könnte eine solche Phobie für einen in Deutschland lebenden Menschen haben? Zudem: Ist ein Schlangen-Phobiker krank? In Indien weniger als in Deutschland? Das Ausmaß der Einschränkungen, aber auch mögliche Vorteile von Phobien, hängen offenbar in hohem Maße davon ab, wo man lebt. Auch auf die Frage, ob es sinnvoll ist, eine solche Phobie zu behandeln, gibt es somit keine einfache und allgemeingültige Antwort.

2 DIE KLAUSTROPHOBIE: Auf keinen Fall einen Aufzug benutzen! Was ist, wenn es da, wo Sie leben, gar keine Aufzüge gibt? Ein Gärtner wohnt in einem geräumigen Bungalow gleich neben seiner Arbeitsstelle. Er hat eine Klaustrophobie und leidet unter massiven Ängsten davor, mit einem Aufzug zu fahren. Das ist für ihn in seinem normalen Leben glücklicherweise nicht nötig. Eine Sekretärin, die mit der gleichen Symptomatik im 34. Stockwerk eines Hochhauses in einer Großstadt lebt, erfüllt die gleichen Diagnosekriterien. Sie ist dadurch in viel höherem Maße eingeschränkt als der Gärtner.

Ähnliche Beispiele lassen sich für viele Angststörungen finden. Wer im trauten Heim ein glückliches Leben als Hausmann führt, für den ist eine soziale Phobie eine andere Hausnummer als für einen angehenden Schauspieler, der auf den Bühnen der Welt spielen möchte. Konzeptionell – und das wird später, wenn es um die Behandlung und Bewältigung von Ängsten geht, wichtig – muss davon ausgegangen werden, dass es sich bei Angststörungen, schon aufgrund ihrer bio-psycho-sozialen Aspekte, weniger um Kategorien, sondern um in verschieden starken Ausprägungen vorkommende Phänomene handelt, sie vom jeweiligen Lebenskontext abhängen und damit unterschiedliche Herangehensweisen erfordern.

Es gibt mehr oder weniger sozial ängstliche Menschen. Es gibt Menschen, die gelegentlich mal eine Panikattacke haben, ohne sich krank zu fühlen, und solche, die sich von gelegentlichen Panikattacken massiv im Leben eingeschränkt fühlen. Und es gibt Menschen, die unbewusst massive Ängste, etwa vor dem Alleinsein, haben, es sich im Leben aber so einrichten, dass dies praktisch nie vorkommt. Solange ein Partner immer für sie da ist, wird ihnen ihre Angst somit gar nicht bewusst. Ob das jeweils als Störung oder Erkrankung definiert beziehungsweise erlebt wird, hängt von den Rahmenbedingungen, den individuellen Maßstäben und den jeweiligen von Experten definierten Kategorien ab. Wenn eine Diagnose gestellt wird, hat dies neben den medizinisch-therapeutischen Implikationen auch relevante soziale Konsequenzen, vom Anspruch auf Behandlung und Therapie über eine Krankschreibung bis zur Berentung. Ist das nun gut für die Betroffenen, deren Angehörige und letztlich die Gesellschaft oder weniger gut? Das lässt sich nicht eindeutig beantworten. Auf der einen Seite geben Kategorien und Diagnosen Sicherheit. Auf der anderen haben sie eben auch den Charakter von Schubladen oder sogar Gefängnissen.

Wann ist es eine Angststörung?

Einerseits ist es gut, wenn Betroffene realisieren und akzeptieren, dass sie unter einer Angsterkrankung leiden (wobei, wie bereits angedeutet, es sich streng genommen nicht um Krankheiten, sondern um Störungen handelt). Das ist schließlich die Voraussetzung dafür, sich in Behandlung zu begeben. Wenn Menschen andererseits langfristig von „meiner Panikstörung" reden, sich also höchstpersönlich mit einer Diagnose identifizieren, dann hat auch das Einfluss darauf, wie man sich den Ängsten und dem Leben gegenüber positioniert. Das kann mit der Einstellung einhergehen, dass man sich mit den Ängsten abzufinden habe, also krank ist, und Einschränkungen, wie etwa eine Berentung, als Leid und Lebensaufgabe akzeptieren müsse. Den Hinweis, dass sich diese Diagnosen relativ gut behandeln lassen und es darauf ankommt, den Ängsten nicht als Feind, sondern als Freund zu begegnen, erleben solche Patienten mitunter als persönlichen Angriff: „Sehen Sie nicht, wie krank ich bin?! Dass ich bereits alles mir Zumutbare getan habe, um gesund zu werden, das muss ich und das müssen Sie akzeptieren!"

Eine „anerkannte Krankheit" zu haben, ist in jeder Gesellschaft eine Kategorie, die eine Sonderbehandlung und bei chronischen Erkrankungen eine Sonderrolle mit sich bringt. In vielen Fällen ist das angemessen und gut. Im Fall von Angststörungen ist es nicht selten, im Hinblick auf Behandlung und Prognose, problematisch. Wer meint, sich eben wegen der Ängste schonen zu müssen, gibt bereits mit diesem einfachen Gedanken seinen Ängsten eine überdimensionale Macht über sein Leben. Gehört zu haben, dass die Wahrscheinlichkeit, im Rahmen von Angstattacken zu sterben, minimal ist, hilft nicht. Eben diese Erfahrungen muss man machen, notfalls eben mehrfach und immer wieder. In solchen Fällen wären Kontinuum-Modelle oder auch Netzwerk-Modelle hilfreich. Hier könnte man die unterschiedlichen Faktoren, die Einfluss auf die Symptomatik und deren Verlauf haben, nicht nur inhaltlich angemessener, sondern

VORSICHT VOR DEN BETRÜGERN!

Unangemessene Ängste tarnen sich. Wenn Sie diese enttarnen, kommen Sie der Lösung schon sehr nahe.

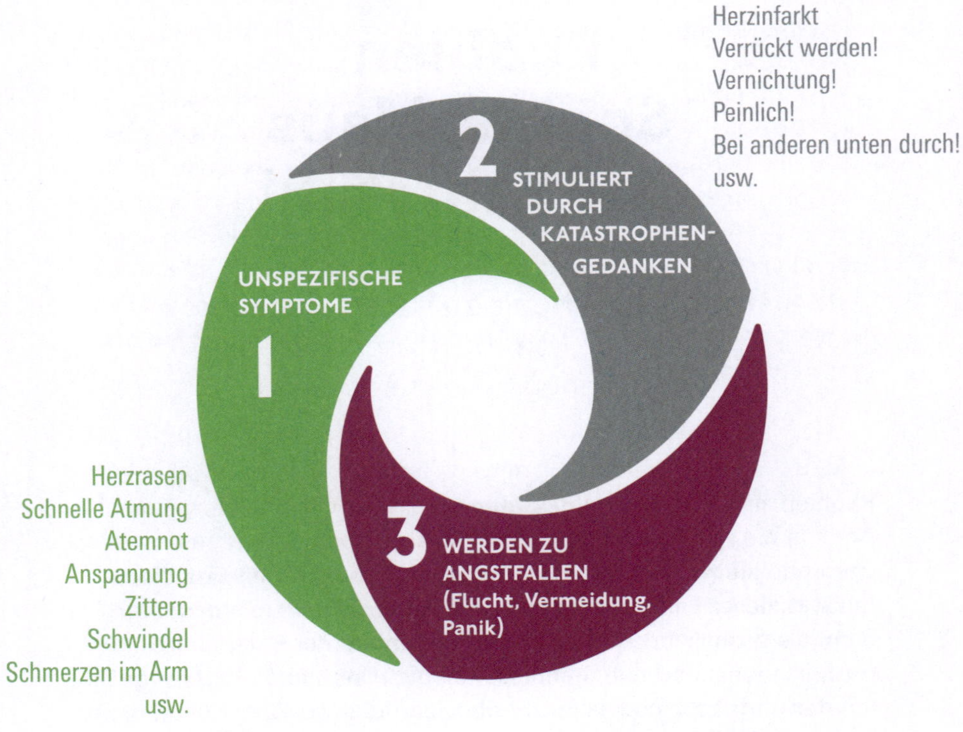

auch, was die darin enthaltenen Veränderungsoptionen anbelangt, besser darstellen. Im Folgenden werden Sie Angststörungen im Sinne der aktuell etablierten diagnostischen Kategorien kennenlernen. Dabei wurde aus Platzgründen darauf verzichtet, die formalen Diagnosekriterien der Diagnosesysteme ICD-10 und ICD-11 im Wortlaut wiederzugeben (sie lassen sich im Internet finden, etwa beim Bundesinstitut für Arzneimittel und Medizinprodukte unter dem Stichwort „Klassifikationen"). Nicht nur, aber auch für Angstpatienten ist wichtig: Entsprechende Diagnosen beschreiben Teilaspekte einer Person, die daneben, wenn man es denn quantifizieren könnte, weit überwiegend aus gesunden Anteilen besteht. Und die wiederum braucht man, um mit den Ängsten langfristig einen gesunden Umgang auf Augenhöhe pflegen zu können (siehe Seite 85).

Phobien: Spinne, Maus und Fahrstuhl

Irgendeine Phobie zu haben, ist häufig. Woher sie kommt, wissen auch die Betroffenen oft nicht so genau.

Phobien sind auf bestimmte Situationen oder Objekte bezogene Ängste, die mit dem zwingenden Wunsch, eben diesen auszuweichen und sie zu vermeiden, einhergehen. Das Ausmaß und die Intensität dieser Fluchtreaktionen sind dabei, sowohl aus neutraler Sicht als oftmals auch aus der Wahrnehmung der Betroffenen heraus, irrational und unangemessen heftig. Das Wort „Phobie" geht auf das altgriechische Φόβος/Phóbos zurück, was Angst und Furcht bedeutet. Dazu gib es auch eine mythologische Erzählung: Phobos und sein Bruder Deimos („Schrecken") sind laut Homer Söhne des Kriegsgottes Ares. Sie unterstützen in verschiedenen Kämpfen ihren Vater. Das Bildnis des Phobos schmückte gelegentlich, ähnlich dem

Haupt der Gorgo Medusa, im Kampf verwendete Schilde. Entsprechend muss es schrecklich und gefährlich ausgesehen haben. Wie die Angst selbst, ist auch der Gott Phobos ambivalent. In Sparta wurde er als die staatliche Ordnung aufrechterhaltende Gottheit verehrt.
Phobien werden seit der Mitte des 20. Jahrhunderts in den medizinischen Diagnose- beziehungsweise Klassifikationssystemen aufgeführt, wobei jeweils das mit der Angst verbundene Phänomen den Diagnosenamen ergibt. Inhaltlich werden vier Gruppen unterschieden:

1 **TIERPHOBIEN:** Allgemein als „Zoophobie" bezeichnet, also die Angst vor Tieren, wobei sich diese zumeist auf krabbelnde oder kriechende Tiere fokussiert. Die „Arachnophobie" – also die Angst vor Spinnen – ist darunter am häufigsten. Zudem gibt es die „Kynophobie" – die Angst vor Hunden, aber auch die Angst vor Mäusen, Ratten, Katzen und anderen Tieren.

2 **SOZIALPHOBIEN:** Beschreibt die Angst vor sozialen Situationen, in denen Betroffene sich beobachtet oder sogar abgelehnt und als negativ bewertet erleben.

3 **AGORAPHOBIEN:** Agora war der Marktplatz im alten Griechenland. Agoraphobie meint ursprünglich die Angst, über einen großen, weiten und allseits offen einsehbaren Platz zu gehen. Heute ist damit meist eine auf alle räumlichen Situationen bezogene Angst gemeint. Aktuell, in unserer technischen Lebenswelt, sind enge, geschlossene, nicht einfach zu verlassende Räume erheblich häufiger angstbesetzt als weite Plätze. Das können Fahrstühle genauso sein wie ein Flugzeug. Dabei bezieht sich die Angst meistens darauf, die jeweiligen Situationen nicht verlassen zu können und eingesperrt zu sein. Man könnte also keine Luft mehr bekommen, ersticken oder auch abstürzen. Ebenfalls auf die äußere, räumliche Situation bezogen ist die Akrophobie, also die Angst vor großen Höhen. Agoraphobien treten nicht ausschließlich, aber häufig im Kontext von Panikstörungen auf (siehe Seite 63).

4 **SONSTIGE, SPEZIFISCHE PHOBIEN:** Das Spektrum weiterer auf bestimmte Situationen bezogener Ängste ist potenziell groß, auch wenn die entsprechenden Ängste, zumal bei Erwachsenen, nicht sehr häufig sind. So gibt es beispielsweise die Nyktopho-

bie, also die Furcht vor Dunkelheit, oder auch die Agnophobie, also die Angst davor, dass die Sinnesorgane, das Sehen oder Hören, nicht mehr funktionieren.

Warum und wozu gibt es Phobien?

Stellen Sie sich eine Person vor, nennen wir sie Bettina, die aus unerklärlichen Gründen Angst vor Schlangen hat. Sie ist noch nie von einer Schlange angegriffen worden und erlebt bereits harmlose Blindschleichen als „furchtbare Schlangen" (obwohl sie biologisch gesehen Eidechsen ohne Beine sind). Wenn man bei Bettina, in dem Moment, in dem sie einer Blindschleiche begegnet, Stresshormone und Stressreaktionen messen würde, fände man alle Merkmale einer typischen Angst- beziehungsweise Stressreaktion (siehe Seite 31). Bettina nimmt freiwillig in ihrem Leben erhebliche Einschränkungen in Kauf. Sie geht nie alleine, und in Begleitung nur nach der Zusicherung, dass es dort keine Schlangen gäbe, in der Natur spazieren. Dass ihre Schlangenangst überzogen ist, ist Bettina bewusst, was aber auf ihr Vermeidungsverhalten keinen entscheidenden Einfluss hat.

Was kann die Ursache einer solchen Schlangen- oder auch Tierphobie sein? Letztlich stehen sich zwei Erklärungsansätze gegenüber. Der eine Ansatz, den man Trauma- oder Konditionierungsansatz nennen könnte, geht davon aus, dass der gesunde Normalzustand eines Menschen Ruhe, Ausgeglichenheit und Angstfreiheit ist. Ausgehend davon „erkrankt" ein Mensch an einer Phobie. Wie dies geschieht? Die klassische Erklärung ist das Erleben von einem oder mehreren „traumatisierenden Ereignissen". Demnach müsste Bettina irgendwann einmal zumindest eine gefährliche Begegnung mit einer Schlange gehabt haben. Das Problem an dieser Erklärung ist, dass sich die meisten Betroffenen nicht an ein solches, reales traumatisierendes Schlüsselereignis erinnern können. Nun entwickelt sich unser Gehirn nach und nach. An konkrete Ereignisse, die uns im Alter bis etwa anderthalb Jahren zugestoßen sind, können wir uns schon deshalb nicht erinnern, weil unser Gehirn damals noch zu unreif war, um zum Beispiel die Begegnung mit einer Schlange inhaltlich als solche abspeichern zu können. Wenn es sich so ereignet hätte, hätten gewissermaßen unsere entwicklungsgeschichtlich älteren Hirnregionen, etwa der Thalamus, dieses Ereignis gespeichert, ohne dass die seinerzeit noch unreife Großhirnrinde dazu etwas aufgezeichnet hätte. Zumindest im Fall von Bettina können sich aber auch ihre sehr fürsorglichen Eltern nicht an eine solche Schlangenbegegnung ihrer Tochter erinnern. Das schließt ein solches Ereignis zwar nicht ganz aus, lässt es aber doch ziemlich unwahrscheinlich erscheinen. Dies gilt analog für diverse andere Tierphobien, etwa Spinnen- oder Mäusephobien, wo – zumindest in unseren Breiten – wirklich gefährliche Erlebnisse eher unwahrscheinlich sind. Und auch bei Agoraphobien und Klaustrophobien haben die wenigsten Betroffenen tatsächlich die von ihnen befürchteten Situationen oder die damit inhaltlich verbundenen Konsequenzen real erlebt. Nun könnte Bettina allerdings auch durch Beobachtung einer Szene, in der ein anderer Mensch von einer Schlange bedroht wird, sei es in der Realität, sei es virtuell, zum Beispiel im Fernsehen, quasi „indirekt traumatisiert" worden sein. Letzteres ist in unserer Zeit, wo Medien überall und stets vorhanden und genutzt werden können, nie ganz auszuschließen.

Andere, historisch ganz am Anfang der psychologischen Forschung angestellte Überlegungen, erklären Phobien durch „Konditionierung". Demnach wäre im Fall von Bettina die Schlange zunächst einmal für das Kind ein „neutraler Reiz" gewesen – so lange, bis zufällig in dem Moment, in dem Bettina sich mit einer Schlange beschäftigte, sich etwas Bedrohliches ereignete, das ansonsten nichts mit der Schlange zu tun hatte. Zum Beispiel ein Auto, das plötzlich auftauchte und das Kind beinahe angefahren hätte. Durch dieses Ereignis wäre dann das Kind derart „gestresst" und in Angst versetzt worden, dass in seinem Gehirn quasi die Angst mit der Schlange verknüpft wurde.

DIE PAWLOWSCHEN HUNDE: Konditionierung gehört zu den ältesten, systematisch erforschten psycho-physiologischen Mechanismen. Der Forscher Iwan Petrowitsch Pawlow beobachtete, dass bereits der Anblick von Futter bei seinem Hund die Bauchspeicheldrüse stimulierte, Verdauungsenzyme auszuschütten. Bald reichte ein zunächst gleichzeitiger, mit dem Futter erklingender Glockenton aus, um die Ausschüttung der Enzyme anzustoßen. Aus dem ursprünglich neutralen Glockenton wurde – durch die Verbindung mit einem unkonditionierten Reiz (Futter) – ein konditionierter Stimulus.

So oder so, Bettinas Eltern konnten sich letztlich außer an die eine Begegnung mit einer bereits toten Schlange auf einer Wanderung, auf die das Kind unmittelbar mit großer Angst reagiert hatte, an keinerlei Ereignisse erinnern, aus der sich eine Konditionierung hätte ergeben können.

Um herauszufinden, ob sich die Angst vor ungefährlichen Objekten konditionieren lässt, wurde das „little Albert"- Experiment, das 1920 an der Johns-Hopkins-Universität (Baltimore, USA) von John B. Watson (1878–1958) und seiner Assistentin Rosalie Rayner durchgeführt wurde, berühmt (und berüchtigt). Einem neun beziehungsweise elf Monate alten, auf den im Rahmen des Experiments erstellten Filmen vital aussehenden, Jungen „Albert" wurden verschiedene Tiere, darunter auch eine weiße Ratte, präsentiert, wobei er alle diese Tiere neugierig streichelte. In einem späteren Durchlauf wurde Albert dann – indem hinter ihm mit einem Hammer auf eine Eisenstange geschlagen wurde – derart erschreckt, dass er in den folgenden Sequenzen der Ratte, aber auch anderen Tieren mit Fell, eher skeptisch-ausweichend begegnete. John B. Watson und Rosalie Rayner gingen davon aus, dass eben dies die Erlernbarkeit und Generalisierbarkeit von Angstreaktionen beweist. Ein neutraler Reiz oder Stimulus (Ratte) wurde durch das zeitlich parallele Auslösen einer unbedingten Reaktion (das Erschrecken auf laute Geräusche hin ist quasi angeboren) zu einem bedingten Reiz oder Stimulus, der nun seinerseits bei Albert Angst- beziehungsweise Fluchtreaktion auslöste. Nachdem Ratten ein Fell haben, habe Albert schließlich auch vor allem anderen, was ein Fell hatte, Angst gehabt (Generalisierung). Das Experiment wurde später ausführlich und kritisch diskutiert, auch unter der Frage, ob es ethisch zu verantworten war. Hinsichtlich der Identität von Albert gibt es unterschiedliche Vermutungen. Dass er, wie John B. Watson behauptet hat, eine lebenslange Fellphobie entwickelte, ist eher unwahrscheinlich, schon deshalb, weil es im Lebenskontext von Albert zahlreiche Möglichkeiten gab, die Erfahrung zu machen, dass ein Fell dann doch harmlos ist (Extinktion = Löschung).

Der Fall von Bettina und viele ähnliche Beispiele legen allerdings nahe, dass die beziehungsweise eine Hauptursache – zumindest von einigen Phobien – auf einer anderen Ebene zu suchen ist. Konkret auf einer Ebene, die weit in die Geschichte der Menschheit zurückreicht und als „Erbanlagen-Ansatz" überschrieben werden kann. Es hat sicher in der Geschichte der Menschheit Konstellationen gegeben, in denen die heute als Phobie diagnostizierten Muster relevante

Überlebensvorteile boten. Ein Kind, das von Anfang an Angst vor Schlangen hat, vermeidet es, unangenehme, möglicherweise tödliche Erfahrungen mit einem solchen Tier machen zu müssen. Und wer nicht alleine über die weite Ebene der Savanne läuft, reduziert das Risiko, einem Raubtier zum Opfer zu fallen. Menschen, in deren Erbanlagen solche Muster verankert waren, hatten seinerzeit offenkundig Überlebensvorteile. Das Problem bei den heute gestellten Diagnosen wäre dann der Umstand, dass es den Betroffenen nicht angemessen gelungen ist, diese genetisch verankerten Muster durch entsprechende neue Lernerfahrungen zu entschärfen.

Vermutlich werden beide Erklärungen in von Mensch zu Mensch beziehungsweise Phobie zu Phobie unterschiedlicher Gewichtung relevant sein. Im Fall von Spinnen und Schlangen spricht zumindest in unseren Breiten einiges für die Erbanlagen-Erklärung. Eine Hundephobie wiederum kann durchaus von negativen Erlebnissen ausgelöst oder getriggert worden sein. Wobei wiederum einige Kinder Angriffe von Hunden und selbst tiefe Bisse psychisch gut wegstecken und danach durchaus noch Hundefreund bleiben können („Es ist halt sein Instinkt, er wollte mir ja nichts tun …“). Während andere Kinder nach so einem Ereignis alle Symptome einer Phobie zeigen und schon massive Ängste spüren, wenn ein angeleinter Hund in hundert Meter Entfernung mit seinem Herrchen die Straße überquert … Wie gesagt: Ängste sind bio-psycho-soziale Phänomene, wobei dies sowohl für die Ängste selbst als auch für die Ängste relativierenden Lebenserfahrungen gilt.

GROSSE BANDBREITE: Die Zahl der heute diagnostizierbaren Phobien ist groß. Neben den spezifischen gibt es situative Phobien, die nur in bestimmten Situationen und Umgebungen auftauchen, oder auch die Spritzenphobie, deren Besonderheit darin liegt, nach der ersten typischen Stressreaktion einen stark abfallenden Blutdruck zu erzeugen.

Phobien, also Ängste vor bestimmten Objekten, Tieren oder Situationen, sind häufig und treten vielfach bereits im Kindesalter auf. Knapp zehn Prozent aller Menschen (laut Erhebungen, es könnten auch mehr sein …) zeigen oder entwickeln im Laufe ihres Lebens eine Phobie. Hinsichtlich der Symptomatik sind Phobien dadurch charakterisiert, dass sie sich auf klar definierte Situationen beziehen. Das heißt, solange keine Spinnen auftauchen, ein Klaustrophobie-

Leidender die Treppe benutzen kann und nicht in ein Flugzeug steigen muss, sind die Betreffenden beschwerdefrei. Zumindest was das Thema phobische Ängste anbelangt, gelten sie dann als gesund. Praktische Relevanz ergibt sich, wenn entsprechende Vermeidung nicht möglich ist oder die phobischen Ängste generalisieren. Zudem: Phobie-Betroffene leiden nicht selten auch unter anderen Formen von Ängsten, zumeist unter sozialen Ängsten, Agoraphobie und Panikattacken. Bevor es um die Behandlung geht, ist es wichtig, sich mit diesen inhaltlich teils recht eng verwandten Ängsten zu beschäftigen. Schließlich wäre es wenig hilfreich, die eine Angst „zu bekämpfen“, nur damit sie an anderer Stelle und mit etwas veränderter Symptomatik wieder zum Vorschein kommt.

Panikattacken: Herzinfarkt oder verrückt werden

Panikattacken können blitzartig auftreten und Betroffene regelrecht paralysieren. Wer versteht, wie sie funktionieren, bleibt handlungsfähig.

Wenn Sie bereits eine oder mehrere Panikattacken erlebt haben, können Sie die folgenden Absätze überspringen. Oder vielleicht besser doch nicht. Denn, wenn Sie wissen, wie Panikattacken aussehen und verlaufen und zudem die Dynamik und Logik dahinter verstanden haben, ist das bereits der erste entscheidende Schritt, um angemessen mit ihnen umgehen zu können.

Panikattacken sind Blender: Sie geben vor, etwas anderes zu sein, als sie sind! Etwa ein Herzinfarkt oder eine Vorstufe davon, verrückt zu werden. Sie drohen einem damit, dass man umgehend sterben wird: „Ich bin ein Herzinfarkt! Die Chance, mich zu überleben, ist gering!“ Oder sie suggerieren: „Du wirst verrückt, kommst ins Irrenhaus und nie wieder raus ..." Auch die Vernichtung der sozialen Integrität kann Ziel der Attacke sein: „Wenn andere Menschen sehen, wie du dich benimmst, so peinlich, dann will niemand mehr etwas mit dir zu tun haben!" Was auch immer Thema der Panikattacke ist: Sie suggerieren die absolute Katastrophe, den Untergang, körperlich oder sozial. Panikattacken sind somit schlicht Betrüger und mächtige Angeber!

WIE DER PANISCHE SCHRECKEN ENTSTAND: Sie sitzen entspannt unter einem Olivenbaum im antiken Griechenland. Plötzlich springt ein merkwürdiges, schreckliches Wesen, bocksbeinig mit menschlichem Körper und den Hörnern eines Ziegenbocks, hinter dem Baum hervor. Laut lachend, bedrohlich. Sie springen panisch auf und wissen gar nicht, dass das Wort „Panik" vom Namen eben jenes Hirtengottes Pan abgeleitet ist. Als Schutzherr des Waldes ist er eigentlich ein sehr freundliches Wesen. Sein Spiel auf der Panflöte ist legendär.

Auf den ersten Blick mögen sie Furcht einflößende Gestalten sein, riesig und mächtig, die einem das Blut in den Adern gerinnen lassen, einem die Kehle zudrücken und die Macht zu haben scheinen, dass sie alles zerstören können. Auf den zweiten Blick jedoch sind Panikattacken vor allem eins: kurzfristige, aber sehr heftige Stressepisoden. Wenn man sich traut, diesen zweiten Blick zu riskieren, und der Angst offen, entschlossen und höchstpersönlich zu begegnen, also gewissermaßen Pan direkt in die Augen zu schauen, lösen sich Panikattacken regelmäßig und recht schnell in Luft auf.

Wie Panikattacken entstehen

Laut Lehrbuch sind Panikattacken kurzfristige Episoden, in denen die Betroffenen akute Angst erleben („Angstanfälle"). Diese beginnen meist plötzlich, entweder aus heiterem Himmel und mitunter auch aus dem Schlaf heraus. Nicht selten werden sie aber auch durch spezielle Situationen provoziert, Situationen in denen man ahnt, dass es „eng werden könnte". Beispielsweise in engen, geschlossenen Räumen wie Fahrstühlen (zur Agoraphobie siehe Seite 49). Aber auch wenn man vor anderen Menschen eine Rede halten muss (zur sozialen Phobie siehe Seite 65). Realistisch betrachtet ist weder das eine noch das andere wirklich gefährlich, nichts rechtfertigt hier ein heftiges, attackenartiges Auftreten von Angst. Vom Verstand her ist das den Betroffenen durchaus klar. Anders herum: Vor einem ausgehungerten, direkt vor einem stehenden Löwen panikartig Angst zu haben, ist keine Panikattacke, sondern eine normale, der Situation angemessene Reaktion. Bei fast allen Menschen würde eben dies akute Ängste auslösen. Die Symptomatik von Panikattacken entspricht dieser Reaktion, nur der Löwe fehlt.

Dass keine Gefahr droht, hindert jedoch Panikattacken nicht daran, loszulegen. Mitunter stellt sich zunächst eine bedrängende Vorahnung ein. Häufig beginnt die Panikattacke auch gleich mit akuten Symptomen wie Herzklopfen und Herzrasen, dem Gefühl von Atemnot, Schwitzen, Schwindel, Benommenheit bis hin zu einem massiven Druckgefühl auf der Brust oder im Kopf oder dem Gefühl, dass alles unwirklich geworden ist. Die Attacke kann sich in einem Augenblick entladen, der als so bedrängend oder vernichtend erlebt wird, dass die Betroffenen alles daran setzen, umgehend aus diesem Zustand herauszukommen. Und anschließend alles versuchen, um zu verhindern, je wieder in einen solchen Zustand hineinzugeraten. Gerade dies, die bewusste Vermeidung von allem und jedem, was vermeintlich oder real die Gefahr von Panikattacken erhöht, wird längerfristig zu einem zentralen Merkmal von Panikstörungen („Angst vor der Angst"). So in etwa steht es in den Büchern. Wie sieht es im Alltag aus?

Stellen Sie sich folgende Szenen vor: Sie machen einen Sonntagsspaziergang. Es ist sonniges Frühlingswetter, die Vögel singen in den Zweigen. Alles ist gut und ein laues Lüftchen weht. Oder, noch entspannter: Sie liegen nach getaner Arbeit ausgestreckt auf Ihrem Sofa im Wohnzimmer und denken an was auch immer. Jedenfalls an absolut nichts Böses. In beiden Szenen passiert dann ganz plötzlich Folgendes: Ihr Herz beginnt schnell und heftig zu schlagen. Ein Gefühl, das Sie nicht kennen, drängt sich auf. Es liegt wie ein Stein auf Ihrer Brust. Schlägt Ihr Herz nicht unregelmäßig? Jedenfalls ganz anders als sonst, verbunden mit einem Schmerz? Alle nun folgenden Überlegungen laufen in Sekundenbruchteilen in Ihrem Kopf ab, viel schneller, als sie sich beschreiben ließen, und viel zu schnell, um im betreffenden Moment sortiert werden zu können. Wenn Sie zuvor gerannt oder eine Treppe hochgestiegen wären, könnten Sie sich erklären, warum Ihr Herz schneller schlägt. Aber so? Ohne Grund? Es muss einen Grund geben! Schon deshalb, weil das Herzrasen so plötzlich begann. Dann muss es etwas Ernstes, etwas Schlimmes sein. Hatte nicht der Nachbar von gegenüber vor einigen Wochen einen Herzinfarkt? Der ist nicht viel älter als Sie! Woran ist Ihr Großvater gestorben? Gab es nicht in der Familie … egal, oder eben nicht egal! Was soll ich jetzt machen? Ist überhaupt jemand in der Wohnung, der mich hören und Hilfe holen könnte? Also um Hilfe schreien, aber wie, wenn es einem regelrecht die Kehle zudrückt? Den Notarzt rufen? Vielleicht wäre das das Beste! Wobei der Hausarzt doch beim letzten Besuch nichts feststellen konnte, „alles gut“ hat er gesagt. Das würde er nun sicher nicht sagen. Wird es noch schlimmer? Was genau macht das Herz jetzt? Es wird eher besser, die Anspannung geht etwas zurück. Oder doch nicht? Wenn es doch ein Herzinfarkt ist? Und ist da nicht ein Druck, fast ein Stich in Ihrer Brust, etwas, was in den linken Arm zieht?

Wie die Geschichte weitergeht? Nun, oft genug mit Notarzt, Krankenhausnotaufnahme, EKG, weiteren Tests, dem ganzen Programm. Zumindest beim ersten Mal. Kommt das gleiche Szenario häufiger vor, wird der Notarzt vielleicht auf den Transport ins Krankenhaus verzichten. Wer eine solche Geschichte einmal am eigenen Leib erlebt hat, wird sie mutmaßlich zeitlebens nicht vergessen. In vielen Fällen verläuft sie nicht ganz so dramatisch, dann stellt vielleicht schon ein Sanitäter fest, dass Ihr Kreislauf stabil, der Puls regelmäßig und das vor Ort gemachte EKG unauffällig ist. Aber kann man jemals sicher sein, dass es dieses Mal wirklich nur eine Panikattacke ist? Der Ratschlag, alles am nächsten Tag sicherheitshalber doch noch einmal vom Hausarzt abklären zu lassen, der kommt fast immer.

Die Symptomatik einer Panikattacke kann auch anders ablaufen. Etwa, in dem sich in Ihrem Kopf plötzlich ein merkwürdiges Gefühl einstellt, ein Druck, der vielleicht auf den Beginn eines Schlaganfalls (also eines „verstopften“ Blutgefäßes im Gehirn) hinweisen könnte. Oder auch einen Krampfanfall, also einen epileptischen Anfall, ankündigen könnte. Oder ist dieser merkwürdig unangenehme Druck im Kopf der Beginn davon, verrückt zu werden? Sie haben das sichere Gefühl, dass Sie gleich „durchdrehen“ werden?

Egal welche Symptomatik vorliegt, keine ist angenehm, und alle laufen darauf hinaus, dass es um Ihr Leben geht … oder zumindest gehen könnte. In solchen Situationen Angst zu haben, ist schlicht selbstverständlich! So selbstverständlich, dass zunächst meistens nicht daran gedacht wird, dass es sich um eine Panikattacke handeln könnte.

Panik, die aus dem Nichts kommt

Solange der Körper „normal" funktioniert, nimmt man ihn meist nicht bewusst wahr, es sei denn, man lenkt seine Wahrnehmung vorsätzlich darauf, etwa wenn man Entspannungsübungen macht. Wenn sich aus diesem Normalzustand heraus plötzlich in Sekundenbruchteilen der Körper beziehungsweise ein Organ, das Herz oder der Kopf, meldet, dann hat dies – aus der Logik des Gehirns heraus – eine Bedeutung. Da diese Bedeutung unklar ist, kommt es zur Alarmreaktion. Diese läuft dann nicht rational im Großhirn, sondern auf der Ebene von Zwischenhirn und den basalen Strukturen des Großhirns automatisch und damit unmittelbar emotional ab. Diese Alarmreaktion wird dann in Sekundenbruchteilen vom Großhirn konkretisiert, etwa: „Ein Herzinfarkt!". Zunächst die Ungewissheit und dann entsprechende Überlegungen, was es schlimmstenfalls sein könnte, triggern ihrerseits die Stressreaktion.

Angstgedanken fungieren hier wie Brandbeschleuniger, sie sind das auf die Angstflamme gegossene Benzin. Umgehend ist das Vollbild einer Panikattacke erreicht: eine Stressreaktion, mit (fast) allem, was dazugehört (siehe Seite 31). Wobei von Mensch zu Mensch unterschiedliche Akzente erlebt werden. Der eine spürt mehr den schnellen Puls, der andere schwitzt und der dritte erlebt einen Druck auf der Brust. Wenn durch die mit dem Stress verbundene Adrenalin-Ausschüttung der Puls tatsächlich schneller wird, kann das wiederum als Bestätigung der Herzinfarkt-Vermutung interpretiert werden. Die Panik schaukelt sich hoch, so lange, bis entweder Erschöpfung eintritt oder sich die Situation beruhigt. Spätestens jedoch dann, wenn ein EKG gemacht wurde und ein vertrauensvoll-souverän wirkender Notarzt sagt: „Es ist alles in Ordnung!"

Wir gehen gerne intuitiv davon aus, dass unsere Wahrnehmung und damit auch die Wahrnehmung all dessen, was in unserem Körper vorgeht, vollständig und objektiv, also „richtig" ist. Leider ist das eine Illusion. Unser Gehirn ist gar nicht in der Lage, so etwas zu leisten. In unserem Körper laufen ständig parallel so viele Funktionen ab, dass es für unser limitiertes Bewusstsein absolut unmöglich wäre, all das auf dem Schirm zu haben und miteinander in Beziehung zu setzen. De facto nehmen wir daher maximal ein Prozent dessen bewusst wahr, was in unserem Körper passiert. Um nicht mit zumeist irrelevanten Informationen überschüttet zu werden und den Kopf frei zu haben, um die jeweils im Leben anstehenden Aufgaben erledigen zu können, gibt es automatische Filter, die alles, was nicht relevant zu sein scheint, ausblenden. Das ist eine wichtige Aufgabe der zentralen Strukturen unseres Gehirns, beispielsweise des Thalamus. Solange alles normal funktioniert, sind Sie entspannt und denken auch nicht an mögliche Fehlfunktionen. Dabei könnten tatsächlich problematische Aspekte, etwa ein drohender Herzinfarkt, quasi unter dem Radar bleiben und nicht angezeigt werden. Oder andersherum: Wenn die Messgeräte defekt sind, wird ein Problem angezeigt, obwohl eigentlich alles in Ordnung ist. Da unser Gehirn daran gewöhnt ist, dass nur angezeigt wird, was relevant ist, heißt das für uns: Wenn etwas angezeigt wird, muss es mutmaßlich gefährlich sein. Wenn diese Filter nicht hinreichend funktionieren oder von uns quasi ausgeschaltet werden, weil man versucht, möglichst viele Aspekte und Körperfunktionen wahrzunehmen, wird das Gehirn mit der Menge an Informationen überfordert, einhergehend mit zunehmendem Stress und Angst. So entstehen Angststörungen.

Eine veränderte und verzerrte Wahrnehmung

Sind Betroffene, die eine Panikattacke erleiden, tatsächlich im „Megastress"? Subjektiv durchaus. Objektiv ist es in aller Regel erheblich weniger dramatisch. Untersuchungen haben gezeigt, dass im Rahmen von Panikattacken der Puls im Durchschnitt um elf Schläge/ Minute ansteigt, also eher leicht. Was das maximale Angsterleben triggert, sind die mit den wahrgenommenen Symptomen verbundenen, explosiv-emotionalen Vorstellungen, die dazu führen, unsere Wahrnehmung intensiv auf die jeweiligen Organfunktionen, etwa den Herzschlag, zu richten. Und das erlebt man dann quasi mit einem Vergrößerungsglas, ohne zu realisieren, dass die Symptome objektiv viel weniger dramatisch sein könnten. Auf die Idee, dass wir ein Vergrößerungsglas zwischengeschaltet haben oder dass möglicherweise die Anzeige fehlerhaft sein könnte, kommt man im Rahmen einer Panikattacke nicht, weil die Angst notorisch vom Schlimmsten ausgeht. Ein Teufelskreis!

Zudem: Jeder Arzt, zu dem ein von Panikattacken geplagter Mensch kommt, geht zunächst davon aus, dass es sich um eine in seinem Fachgebiet liegende Erkrankung handeln könnte. Bis zu einem gewissen Grad müssen Ärzte das aus inhaltlichen wie juristischen Gründen auch. Und dann macht jeder Facharzt das, was er am besten kann. Ein Kardiologe untersucht das Herz, ein Neurologe sucht nach Hinweisen auf ein Anfallsleiden, ein Lungenfacharzt nach Lungenproblemen. Auch wenn dabei kein von der Norm abweichender, die Paniksymptomatik erklärender Befund erhoben wird, garantiert dies keine längerfristige Entwarnung. Für den Moment scheint alles in Ordnung zu sein. Aber was morgen oder auch eine Stunde später passiert, dafür wird kein Arzt eine Garantie übernehmen. Ein Restrisiko bleibt immer. Zudem haben alle Untersuchungen ein Fehlerrisiko, in beide Richtungen. Falsch negativ meint, dass etwas nicht in Ordnung war, aber nicht gefunden wurde. Und falsch positiv meint, dass etwas gefunden wurde, obwohl eigentlich alles in Ordnung war. Letzteres führt zu weiteren Untersuchungen und weiteren Gelegenheiten, Ängste zu erleiden. Je ängstlicher ein Patient ist, desto sicherer weiß er um die Relativität medizinischer Sicherheit. Gleichwohl, im Sinne einer Sicherheitssucht (respektive von Krankheitsängsten, siehe Seite 73), werden dann weitere Arzttermine gemacht. Je mehr Untersuchungen, umso größer die Wahrscheinlichkeit, dass irgendetwas gefunden wird, was weiterer Abklärung bedarf. Rein statistisch, angesichts der vielen Tausend Laborwerte, die heute bestimmt werden können, muss es bei jedem von uns zumindest vereinzelt Werte geben, die nicht im Normbereich liegen. Mitunter dauert es Jahre, bis die Diagnose einer Panikstörung in Erwägung gezogen wird. Je länger diese Odyssee dauert, umso schwieriger fällt es Betroffenen, sie zu akzeptieren. Was dann einerseits inhaltliche (Wurde wirklich alles Erdenkliche ausgeschlossen?) und andererseits psychologische Gründe hat („Es war und ist so schlimm, das kann doch nicht ‚nur' Angst sein!"). Dass zunehmend mehr Ärzte mit Angststörungen vertraut und psychotherapeutisch weitergebildet sind (etwa im Rahmen der Zusatzbezeichnung „Psychosomatische Grundversorgung") gibt diesbezüglich Hoffnung.

NAMEN SIND KEINESWEGS „SCHALL UND RAUCH"!
Panikstörungen wurden in der Vergangenheit mit unterschiedlichen Diagnosenamen versehen: Herzphobie, Herzneurose, vasomotorische Neurose, kardiorespiratives Syndrom. Diese führen in die Irre, weil sie konkrete Probleme, etwa mit dem Herzen, behaupten. Der Begriff „Panikstörung", der nur die erlebte Symptomatik beschreibt, und nichts zu den – vermeintlichen – Ursachen sagt, ist so gesehen am passendsten.

IHR LETZTES ANGSTERLEBNIS

Wie verlief Ihre letzte Angstattacke? Wie hat sie sich angekündigt und angefühlt? Stellen Sie sich vor, die Attacke sei in Zeitlupe verlaufen.

Wann, wo, wer war dabei, was hat sich ereignet?

Körperliche Symptome bzw. Merkmale der Angst: Welche Reaktionen bzw. Symptome beobachten Sie auf Ebene Ihres Körpers? Welche Symptome kamen zuerst, welche etwas später … und in welcher Reihenfolge und in welcher Zeit klangen sie wieder ab?

Angstgefühle und Angstgedanken: Gefühle? Selbstverständlich: Angst! Kam diese gleich zu Beginn, kam sie etwas später? Welche Gedanken kamen Ihnen, als Sie die Angst erlebten? In welcher Reihenfolge? Hatten Sie „innere Bilder" oder einen in Ihrem Gehirn ablaufenden (Horror-)Film?

Verhalten im Rahmen der Angst: Wie haben Sie sich konkret verhalten? Wie haben Sie agiert und reagiert, als Sie Angst bzw. Angstattacken erleben?

Sonstige Gefühle und Gedanken im Rahmen der Angst: Neben bzw. nach oder hinter dem Angstgefühl – gab es noch andere Gefühle wie Scham, Ärger, Wut, Traurigkeit?

Eine Panikattacke erlebt irgendwann fast jeder

Viele Menschen haben bereits irgendwann einmal eine Panikattacke erlebt. Für viele war das Ereignis zwar unangenehm, aber, nachdem es vorbei war, eben vorbei. Oftmals ereignet sich eine solche Attacke in stressigen, wodurch auch immer belasteten Situationen. Wenn man dieses unangenehme Ereignis, unabhängig, ob man es als Panikattacke erkennt oder nicht, einordnen und verstehen kann, ist die Wahrscheinlichkeit groß, dass es ein Einzelfall bleibt oder sich zumindest nur selten wiederholt.

Bei einer Panikstörung im Sinne der Diagnose ist der Verlauf anders. Die Betroffenen versuchen, die Attacken „zu verstehen", aber das gelingt nicht wirklich. Es bleibt ein besorgniserregender Rest existenzieller Unsicherheit, der sich auch durch wiederholte Konsultationen von Ärzten nicht beseitigen lässt. Je häufiger Panikattacken auftreten, umso häufiger erleben die Betroffenen zwar, dass weder ein Herzinfarkt noch ein Schlaganfall oder ein epileptischer Anfall eintritt. Was aber eben nicht ausschließt, dass der nächste Anfall doch damit einhergehen könnte, zumal sich jeder neue Anfall ein wenig anders und oft noch schlimmer anfühlt. Schließlich sind die Anfälle für sich genommen derart unangenehm, dass dann die „Angst vor der Angst" den weiteren Verlauf bestimmt. Alles, nur nicht wieder in diese Angst, diese Hilflosigkeit, hineingeraten!

WANN IST ES EINE PANIKSTÖRUNG? Wenn mindestens vier Wochen lang jede Woche eine Attacke auftritt, sind die Diagnosekriterien einer mittelgradigen Panikstörung (ICD-10 F41.00) erfüllt. Wenn mindestens vier Attacken pro Woche auftreten und das mindestens vier Wochen lang, kann die Diagnose einer schweren Panikstörung (ICD-10 F41.01) gestellt werden.

Wie eingangs erwähnt, gibt es Patienten, bei denen solche Attacken oftmals aus heiterem Himmel oder auch aus dem Schlaf heraus auftreten. Auf die Frage „Was könnten Sie tun, um eine Attacke zu provozieren?" schütteln diese nur mit dem Kopf. Die Vorstellung, dass es einen immer und überall treffen kann, auch aus dem Schlaf heraus, macht hilflos. Sicherheit gibt es nicht. Da haben es Patienten, die Panikattacken vorzugsweise in bestimmten Situationen erleben, etwa im Rahmen einer Agoraphobie, leichter. Die wissen wenigstens, was sie vermeiden können.

Wenn etwas Bestimmtes viel zu eng zu werden droht

Agoraphobien sind wir bereits begegnet, wobei sich zumindest heute die meisten Betroffenen vor allem vor räumlich-beengten Situationen fürchten: Aufzügen, Bussen, Eisenbahnen, Flugzeuge ... Diagnostisch gesehen sind Menschen, die unter einer Agoraphobie leiden, beschwerdefrei, solange sie ihre jeweilige Angstsituation vermeiden können. Die Kriterien einer Panikstörung mit Agoraphobie sind dann erfüllt, wenn wiederholt Panikattacken im Rahmen entsprechender Situationen aufgetreten sind. Neben Fahrstühlen usw. können dies auch Kinos, Theater, Kaufhäuser, enge Läden oder auch Höhen sein, wobei ein weiterer, Angstattacken triggernder Faktor ist, dass diese Räume nicht jederzeit verlassen werden können. Vielfach mischen sich diese Ängste mit Aspekten der sozialen Phobie: „Wenn ich da durchdrehe, mich merkwürdig benehme oder sogar schreie, was sollen die anderen dann von mir denken?"

Symptomatik, Häufigkeit und Verlauf der Angst

Angststörungsdiagnosen, so wie sie sich in aktuellen Diagnosemanualen finden, beschreiben die im Vordergrund stehende Symptomatik. Klar definierte Krankheiten mit spezifischen Ursachen sind es nicht (bio-psycho-soziales Modell, siehe Seite 44). Vielfältige Überschneidungen und Co-Morbiditäten sind eher die Regel, das bedeutet, dass häufig die Kriterien mehrerer Angststörungen (und auch anderer psychischer Störungen wie zum Beispiel Depressionen) gleichzeitig erfüllt sein können (siehe Seite 42).

Spezifisch für die Agoraphobie ist, dass Betroffene instinktiv bis bewusst versuchen, bestimmte, angstbesetzte Situationen so gut es geht zu vermeiden. Was in Begleitung gegebenenfalls toleriert wird, ist alleine nur im äußersten Notfall gerade noch möglich. Umgekehrt gibt es für Betroffene sichere Orte, meist ist es die eigene Wohnung. Um diese gegebenenfalls doch noch verlassen zu können, entwickeln einige Betroffene ein ausgeklügeltes Sicherheitsverhalten. Neben sozialer Unterstützung („ich verlasse die Wohnung nur, wenn mein Mann dabei ist…") gibt es ein weites Spektrum von Strategien, die etwas größere Bewegungsfreiheit ermöglichen, etwa Medikamente dabeizuhaben oder nie ohne Smartphone mit Notrufnummern das Haus zu verlassen.

PANIKSTÖRUNGEN MIT UND OHNE AGORAPHOBIE sind relativ häufig. Repräsentative Untersuchungen unter anderem in Deutschland ergaben, dass etwa sechs Prozent aller Menschen im Leben eine Agoraphobie mit Paniksymptomatik entwickeln. Eine Panikstörung allein ist mit etwa zweieinhalb Prozent seltener. Frauen sind häufiger betroffen als Männer (im Verhältnis von 2:1 bis 3:1).

Die Symptomatik einer Panikstörung mit Agoraphobie kann in jedem Lebensalter beginnen. Aktuell steigt vor allem die Häufigkeit von Ersterkrankungen im Kindes- und Jugendalter an (siehe Seite 16). Im statistischen Mittel beginnt die Erkrankung im Alter um die 25 Jahre. Viele Betroffene berichten, dass dies Problem für sie in einer Lebensphase begann, in der es erhebliche Belastungen gab, etwa Probleme in Ausbildung oder Beruf, Trennungen, den Tod oder die schwere Erkrankung von nahen Angehörigen.

Die Prognose der Panikstörung mit Agoraphobie ist, wenn sie nicht behandelt wird, ungünstig bis schlecht, was sich aus ihrer Eigendynamik ergibt. Je länger und intensiver Situationen vermieden werden, umso höher wird die Anspannung und damit die Wahrscheinlichkeit, dass dann tatsächlich Angstattacken auftreten, wenn der sichere Ort verlassen wird. Durch den Rückzug und die Vermeidung vieler ein normales Leben ausmachender Situationen entwickeln viele Betroffene im Verlauf depressive Symptome (siehe Seite 161). Entsprechend wurde in Untersuchungen bei den meisten Betroffenen neben der Angststörung eine weitere Diagnose gestellt. Bei mehr als der Hälfte eine Depression, etwa ein Viertel litt unter einer Medikamentenabhängigkeit, viele betrieben Alkoholmissbrauch.

Soziale Ängste: von anderen abgelehnt werden

Wer unter sozialen Ängsten leidet, meidet den Kontakt zu Mitmenschen. Das Einsamkeitsrisiko steigt. Ein wahrer Teufelskreis!

Fällt es Ihnen leicht, vor anderen aufzutreten und frei zu sprechen? Oder kostet es Sie eher Überwindung, beispielsweise auf Partys zu tanzen, wo andere sehen können, wie souverän oder auch weniger souverän Sie sich bewegen? Ein wenig schüchtern zu sein, ist das eine. Soziale Phobie geht weit darüber hinaus.

Lassen Sie uns Steffen kennenlernen. Steffen, 24 Jahre, studiert im achten Semester Lehramt. In den letzten drei Semestern hat er die Uni nicht mehr betreten. Die Begegnung mit seinen Mitstudenten, also mit Menschen, die ihn gut kennen, fiel ihm schon immer schwer. Die Coronaeinschränkungen, als alles online stattfand, hatte er regelrecht genossen. Als dann der normale Unibetrieb wieder losging, wurde es für ihn immer schwieriger. Schon wenn Steffen daran dachte, vor seinen Mitstudenten ein Referat halten zu müssen, kam in ihm das penetrante Gefühl auf, angestarrt und beobachtet zu werden. Je näher der Termin für das Referat kam, umso mehr spürte er einen inneren Druck, der es ihm schließlich unmöglich machte, überhaupt noch in die Uni zu gehen. Nichts ging mehr.

Soziale Phobie ist mehr als Ängstlichkeit oder die Angst davor, in einer mündlichen Prüfung keine richtige Antwort geben zu können. Es ist die grundsätzliche Angst, überhaupt „im Zentrum der Aufmerksamkeit zu stehen", weil man sich fürchtet, irgendwie peinlich zu sein oder etwas zu tun, für das man sich schämen müsste. Die Ängste beziehen sich auf alles, was mit öffentlicher Aufmerksamkeit einhergehen könnte, vom Sprechen und Essen in der Öffentlichkeit bis zur bloßen Anwesenheit. Die Ängste gehen dabei, zumindest wird dies befürchtet, mit Symptomen einher, die wiederum den anderen auffallen könnten: Erröten, Zittern, heftiges Schwitzen bis hin zur Angst, plötzlich auf die Toilette gehen oder sich übergeben zu müssen. Der „innere Film" (also die Vorstellung davon, wie sich die Situation entwickelt und wie andere einen erleben könnten) bricht meist dann ab, wenn die Szene als so peinlich erlebt wird, dass es nicht mehr auszuhalten ist.

Betroffene vermeiden entsprechende Situationen, soweit sie sich vermeiden lassen, oder auch – wie im Fallbeispiel gezeigt –, wenn sie sich eigentlich nicht vermeiden lassen. Nicht selten mit tragischen Konsequenzen: Ausbildungen werden abgebrochen, Arbeitsverhältnisse gekündigt, Freundschaften zerbrechen. Eigentlich wissen die Betroffenen, dass negativ aufzufallen „eigentlich" nicht so schlimm wäre und dass alle Menschen Fehler machen. Trotz dieser Einsichten kommen unter massiven sozialen Ängsten leidende Menschen nicht aus ihrer Haut heraus. Nicht zuletzt deshalb, weil sich ihre Ängste durch die Vermeidung kurzfristig effektiv reduzieren. Je länger sie dies praktizieren, umso gravierender werden die langfristigen negativen Konsequenzen. Soziale Ängste und sozialer Rückzug prädisponieren zum Erleben von Einsamkeit. Woraus eine existenzielle, tragische Sackgasse entstehen kann: Je größer die Sehnsucht nach sozialer Nähe und je größer die Angst, sich unpassend zu verhalten, umso unlösbarer und leidvoller wird die resultierende Konstellation.

ANGSTÄQUIVALENTE IM GEHIRN: Auch bei sozialen Phobien konnte gezeigt werden, dass die Symptomatik ihre Entsprechungen in Hirnfunktionen hat. So fand sich bei sozial ängstlichen Menschen in sozialen Stresssituationen, dass die Mandelkerne (Amygdala) stärker und die Hirnrinde weniger stark aktiviert waren, als bei gesunden Menschen. Die älteren, emotional mächtigen Hirnregionen dominieren somit auf Ebene des Gehirns den Verstand.

Vor allem Jugendliche und junge Erwachsene leiden unter sozialen Ängsten. Etwa fünf bis zehn Prozent sind in unterschiedlicher Ausprägung davon betroffen, was in dieser Häufigkeit nicht zuletzt die Dynamik unserer Gesellschaft spiegelt, in der jeder ein attraktives, unverwechselbares, leistungsstarkes, sich möglichst immer weiter optimierendes Individuum zu sein hat. Frauen sind auch von sozialen Ängsten etwas häufiger betroffen als Männer. Und bereits bei kleinen Kindern sind soziale Ängste häufig. Je jünger die Kinder sind, umso schwerer ist es allerdings, eine Diagnose zu stellen beziehungsweise die Symptomatik gegen Trennungsängste, Entwicklungsstörungen und depressive Phänomene abzugrenzen. Die trotz der Warnungen unter anderem von Kinder- und Jugendpsychiatern im Rahmen der Coronapandemie verordneten Beschränkungen haben gerade bei Kindern und Jugendlichen die Häufigkeit von sozial ängstlichen Störungen deutlich erhöht.

Veranlagung, Lebensgeschichte und Gesellschaft

In der Mehrzahl der Fälle manifestiert sich eine soziale Phobie ab der späten Kindheit bis etwa zum 21. Lebensjahr. Erwachsenwerden ist kein Spaziergang! Warum der eine diese Entwicklung erfolgreich bewältigt und der andere eine soziale Phobie entwickelt? Wie alle Angsterkrankungen sind soziale Phobien bio-psycho-soziale Phänomene. Es gibt (eher spärliche) Hinweise auf genetische Veranlagungen, die allerdings eher allgemein dazu prädisponieren, psychisch labil zu sein. Welche psychische Erkrankung dann entsteht, ergibt sich jeweils im Rahmen von Lebensgeschichte und Gesellschaft.

Typisch für unter sozialen Ängsten leidende Menschen sind folgende, das Problem aufrechterhaltene Muster: Oft wird eine perfektionistische Messlatte angelegt, die einerseits Sicherheit geben soll („ich muss mich ganz normal verhalten und coole Sachen anziehen"), andererseits aber, weil die Messlatte in der Regel zwar hoch, aber inhaltlich eher diffus bleibt, ihrerseits unsicher macht. Was ist „normales Verhalten", „normale oder coole Kleidung"? Niemand kann jemals sicher sein, dass er in allen Aspekten – den Kriterien seines Gegenübers – hinreichend normal bis ideal auftritt. Zentrale Bedeutung hat dabei für die Betroffenen letztlich die Bewertung, die andere vornehmen könnten, wobei man sich selbst stereotyp in der Versagerrolle sieht: „Alle sehen, wie lächerlich ich aussehe und wie doof ich mich verhalte!" Davon ausgehend geraten Betroffene in einen Teufelskreis eigener Art. Gerade weil sie sich beobachtet und bedroht erleben, versuchen sie, sich so „normal" zu verhalten, wie nur irgend möglich. Um keine Fehler zu machen, muss man die Aufmerksamkeit auf als besonders wichtig erachtete Aspekte legen: „Ich muss ganz entspannt aussehen!" oder auch „Hoffentlich schwitze ich nicht!" Sobald spürbar wird, dass diese paradoxe Fixierung auf Unauffälligkeit genau zum Gegenteil von dem führt, was beabsichtigt ist, steigen Unsicherheit, Anspannung und Angst. Letztlich werden so die negativen Grundannahmen, die Betroffene über sich selbst haben, im Sinne selbsterfüllender Prophezeiungen bestätigt. Diese Diskussion findet dabei ausschließlich im eigenen Kopf statt. Es läge nahe, die anderen zu fragen, ob sie einen wirklich als peinlich, unnormal, dumm usw. wahrnehmen. Was aber nicht geschieht, weil es gefühlt zu peinlich wäre. Letztlich geht es also um Denkfehler. Einer dieser Denkfehler ist, dass andere einem ansehen müssen, wie man sich fühlt. Etwa dass die Anspannung, die man erlebt, in Form eines „peinlich roten Gesichtes" von außen wahrgenommen und als peinlich bewertet wird (Angst vor dem Erröten – Erytrophobie). Eben weil man intensiv mit der eigenen Befindlichkeit beschäftigt und in den eigenen Bewertungsmustern gefangen ist, erlebt man die anderen dann oft als distanziert.

Generalisierte Ängste: Wenn meiner Familie nur nichts zustößt!

Wenn sich die Angst auf nahe Angehörige bezieht, denen etwas zustoßen könnte, wird alles noch komplizierter.

Als Diagnose ist die „generalisierte Angststörung" relativ jung. Erst 1994 wurde sie gesondert beschrieben. Charakteristisch sind mindestens sechs Monate anhaltende, stark ausgeprägte Sorgen und Ängste. Die Sorgen beziehen sich auf übliche Lebensbereiche, zum Beispiel auf die Gesundheit, auf Finanzen, auf die Ehe oder Beziehung, auf die Arbeit. Zumindest zwei Lebensbereiche müssen betroffen sein. Wobei für die Betroffenen oft nahe Angehörige und damit dann doch wieder, indirekt, sie selbst im Fokus stehen. Grundsätzlich können diese Sorgen durchaus realistisch sein. Sie sind aber in ihrer Intensität, was die Dauer („Grübeln") und was das Ausmaß der oftmals damit assoziierten „Horrorfilme" anbelangt, deutlich übertrieben. Wenn diese Sorgen akut sind, haben die Betroffenen „Stress": Ruhelosigkeit, anhaltende Anspannung, erhöhte Reizbarkeit, Konzentrationsprobleme, Schlafstörungen, Erschöpfungserleben (laut Definition mindestens drei davon, zumindest ein Symptom muss die meiste Zeit über sechs Monate vorhanden sein). Sobald sich die jeweiligen Sorgen inhaltlich erledigt haben, etwa weil ein Problem glücklich gelöst wurde oder ein befürchtetes Ereignis nicht eingetreten ist, springt der Sorgenfokus auf ein anderes, gleichermaßen belastendes Problemthema. Generalisierte Ängste treten einerseits gehäuft bei jüngeren Menschen auf, andererseits aber im fortgeschrittenen Erwachsenenalter, also in jeweils durch erhebliche Veränderungen der Lebensumstände dominierten Phasen.

Die Dynamik der Gedanken und Gefühle von Menschen, die unter generalisierten Ängsten leiden, beinhaltet auf Katastrophen hinauslaufende Sorgen, die sich oft weniger auf die eigene Person, sondern auf Angehörige beziehen und im „Kopfkino" die Qualität von Horrorfilmen haben können. Versuche, das Kopfkino auszuschalten, scheitern. „Ich will nicht daran denken, dass …" Was mit einem rosa Kaninchen, das einem eigentlich egal sein könnte (Denken Sie ab sofort bitte nicht mehr an so ein süßes, rosa Tierchen!), nicht funktioniert, funktioniert erst recht nicht, wenn es um existenziell wichtige, mit Angstgefühlen verbundene Themen geht. Die emotionale Ladung sorgt dafür, dass „nicht daran zu denken", etwa dass der Sohn schwer verletzt im Straßengraben liegt, schlicht unmöglich wird. Was hilft dann? Positives Denken offenbar nicht. Versuche, sich zu beruhigen (etwa: Der Junge hat schließlich einen Führerschein und ist bisher immer vernünftig gefahren!) sind nett, aber letztlich wenig effektiv. Beruhigend gemeinte rationale Gedanken provozieren unser Gehirn geradezu, Gegenargumente zu finden. Auch der souveränste Autofahrer kann in einen Unfall geraten. Wenn, dann hilft es, sich Sorgen über ein anderes, vielleicht noch schlimmes anderes Thema zu machen (Vom Ehemann hat die Mutter des betreffenden Sohnes auch schon länger keine Nachricht mehr bekommen, was könnte ihm zugestoßen sein?). Die Sorgen über das andere Thema halten die Katastrophengedanken des ersten Themas ein Stück weit auf Distanz. Durch entsprechendes Grübeln werden die einzelnen Angstgedanken so weit entschärft („So schlimm wird es sicher nicht …"), dass sie einigermaßen ausgehalten werden können. Aber eine

DIE ÜBUNG: ROSA SÄBELZAHNTIGER

An etwas nicht zu denken, an das man auf keinen Fall denken soll, ist nahezu unmöglich. Probieren Sie es aus.

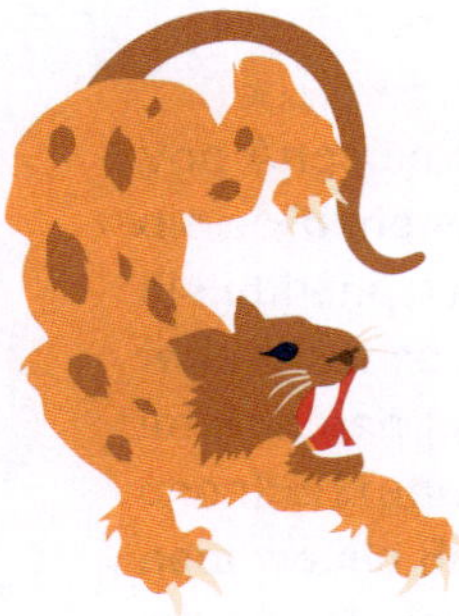

1 IMAGINIEREN

In der Psychologie, wenn es um die Frage geht, ob es gelingen kann, sich negative Gedanken quasi zu verbieten beziehungsweise diese abzustellen, ist die Übung „Denken Sie nicht an ein rosa Kaninchen" der Klassiker. Kennen Sie die Übung? Da wir es aber mit Angst zu tun haben, wäre ein niedliches, harmloses Kaninchen eher ungeeignet. Daher nehmen wir uns das Symbol der Urangst: den Säbelzahntiger. Eben nur in rosa.

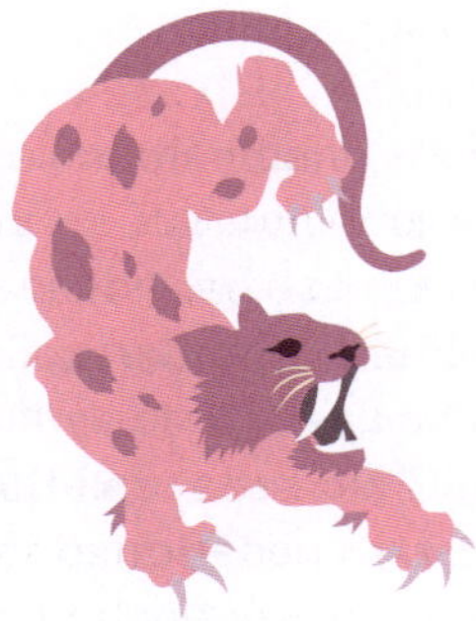

2 ÜBUNG

Also los geht es: Stellen Sie sich den rosa Säbelzahntiger vor: groß, mächtig, mit unfassbar langen Krallen an riesigen Pranken. Und die Zähne! Lang, kräftig, extrem spitz. Kein Wunder, dass dieser Tiger bei potenziellen Beutetieren massive Angst und den Fluchtreflex auslöst. Die rosa Farbe? Ungewöhnlich? Nein, gar nicht, natürlich ist das möglich, dank Ihrer Fantasie. Und dieses mächtige, rosa Tier steht nun vor Ihnen, sprungbereit und brüllend.

3 ERKENNTNIS

Ab sofort können Sie an alles denken, nur nicht mehr an den rosa Säbelzahntiger! Zumindest fünf Minuten lang. Bemühen Sie sich bitte intensiv darum. Wie ist es Ihnen mit der Übung ergangen? Ist es Ihnen gelungen? Richtig, ist es nicht! Es ist grundsätzlich nicht möglich, an etwas vorsätzlich nicht zu denken. Schon deshalb, weil in der Vorstellung, an etwas nicht denken zu wollen, eben dies in der Vorstellung faktisch schon enthalten ist.

Lösung ist das nicht. Das Sorgen-Gedanken-Karussell dreht sich, wo wäre da der Notausgang? Absolute Sicherheit, dass hinsichtlich der Angstthemen im Ende immer alles gut ist? Das kann es de facto im Leben nicht geben. Wenn, dann muss es darum gehen, mit eben dieser Realität umgehen zu lernen, auch wenn sie erfreulicherweise selten – aber doch gelegentlich – auf einen Horrorfilm hinausläuft.

Ängste im Rahmen von Zwängen und Zwangserkrankungen

Kennen Sie das: Man geht über einen mit weißen und schwarzen Platten gepflasterten Platz. Plötzlich hat man die Idee, nur auf die weißen Platten treten zu sollen oder zu dürfen, wobei es sich irgendwie nicht gut anfühlt (oder es vielleicht Unglück bringt?), wenn man auf eine schwarze Platte tritt? Oder auch: Man hat soeben seine Wohnung verlassen und ist sich nicht sicher, ob man alle elektrischen Geräte ausgeschaltet oder ob man wirklich die Tür zugeschlossen hat. Also kehrt man um, um zu kontrollieren. Man schließt die Tür noch einmal, nun ganz bewusst, ab. Kaum ist man wieder ein paar Schritte gegangen, kommt der merkwürdige Gedanke wieder, verbunden mit einer kleinen Portion Angst: Hat man wirklich alle Geräte ausgeschaltet? Hat man wirklich die Haustür zweimal abgeschlossen?

Die Wahrscheinlichkeit ist groß, dass Sie das eine oder andere dieser Beispiele bereits erlebt haben. Krank sind Sie deshalb nicht. Auch bei Zwangsstörungen kommt es auf die Dosierung an! Anhand der alltäglichen Beispiele dürfte deutlich geworden sein, was hinter den beschriebenen Episoden steckt: Angst! Natürlich weiß man, dass das Betreten einer schwarzen Platte kein Unglück bringt. Und selbst wenn man vergessen hat, ein Elektrogerät auszuschalten oder die Haustür zu schließen, ist das Risiko, dass ein Hausbrand oder Einbruch daraus resultiert, sehr gering. Die tatsächlichen Gefahren mögen sich rational gesehen auf Restrisikoebene bewegen. Aber ist nicht bereits das Restrisiko viel zu groß?

Sobald sich die individuelle Risiko-Toleranz-Messlatte nur ein wenig nach unten verschiebt, entsteht das, was man als Zwangsstörung beziehungsweise Zwangserkrankung bezeichnet. In unserer hygienisch durchgestylten Umwelt sind Hygiene- beziehungsweise

Waschzwänge naheliegend. Um dann gefühlt Sicherheit zu gewinnen, neigen Betroffene dazu, Rituale zu entwickeln.

ALLER GUTEN DINGE SIND DREI: Entsprechende Handlungen werden drei Mal (oder sollte es nicht besser sieben Mal sein?) wiederholt, wenn man beim Zählen durcheinanderkommt, meldet sich unmittelbar die Angst wieder zu Wort. Auch nach wiederholtem Kontrollieren sinkt das Restrisiko niemals auf null, weshalb man besser nochmals kontrolliert …

Und dann gibt es weitere Zwänge, die sich vor allem darum drehen, dass man etwas tun könnte, was man aus ethisch-moralischen Gründen nie tun würde. Der gemeinsame Nenner von Zwängen ist, dass es Menschen betrifft, die keineswegs etwas falsch machen oder andere gefährden wollen. Leider entwickelt sich daraus dann eine Dynamik, in der die Zwänge Ausmaße annehmen, die weit über das hinausgehen, was angemessen ist. Die Betroffenen (und oft auch deren Angehörige) werden durch die Zwänge in ihrem Leben erheblich eingeschränkt, bis hin zu Konstellationen, in denen die ganze Familie kontrolliert, wäscht und desinfiziert, weil die Betroffenen ansonsten „ausrasten" würden. Ein irgendwie normales Leben wird dabei ab einem gewissen Schweregrad unmöglich. Tragisch ist, dass auch den Betroffenen klar ist, dass ihre Zwangshandlungen unangemessen sind. Gleichwohl können sie nicht damit aufhören, so gerne sie es tun würden. Der Motor dabei ist: Angst! Die wiederum sorgt dafür, dass die Großhirnrinde dazu passende Horrorgeschichten liefert. Ein Teufelskreis!

Bei Zwangsstörungen, wie bei allen psychischen Störungen, handelt es sich um bio-psycho-soziale Phänomene (siehe Seite 44). Es wird also etwas mit der Veranlagung zu tun haben und mit der Kindheit, etwa damit, von den Eltern zu zwanghafter Hygiene trainiert worden zu sein. Helfen solche Erkenntnisse weiter? Leider kaum. Man kann noch so konkrete Vorstellungen haben, warum man unter Zwängen leidet: In den meisten Fällen führt das nicht dazu, dass die Zwänge verschwinden. Dazu ist deren Teufelskreis-Dynamik bereits zu lange trainiert und automatisiert. Letztlich hilft auch hier nur, den Ängsten ins Auge zu sehen (siehe Seite 107).

Angst vor Krankheiten: Hypochondrie & Co

Körperlich krank zu sein, ist nicht schön. Gesund zu sein, sich aber krank zu fühlen und Krankheitsängste zu haben, kann noch schlimmer sein.

Einerseits sollte man alles in seiner Macht Stehende tun, um gesund zu bleiben oder wieder zu werden. Andererseits ist uns allen klar, dass solche Bemühungen letztlich immer, so viel Energie, Zeit und Geld man auch dafür investieren mag, limitiert sind. Dass man nicht raucht, keine Drogen nimmt, sich regelmäßig bewegt und wenn, nur wenig Alkohol konsumiert, müsste selbstverständlich sein. Aber selbst dann, wenn man nur „Bio" einkauft und regelmäßig Sport treibt: Eine Garantie dafür, gesund zu bleiben, gibt es nicht! Und weil das so ist und das Schlimmste, was Menschen passieren kann, schwere Krankheit und Tod sind, ist es zunächst einmal erstaunlich, dass die meisten Menschen so entspannt leben, wie sie es tun!

Grundsätzlich ist es gut, auf seine Gesundheit zu achten und sich angesichts von körperlichen Symptomen Sorgen zu machen. Eben diese Sorgen motivieren einen dann dazu, zum Arzt zu gehen, der hoffentlich rechtzeitig etwas entdeckt, was sich gut behandeln lässt. Entsprechende Ängste sind überlebenswichtig! Das Problem ist: Unser Körper ist ein dynamischer (und alternder) Organismus. Er sendet immer wieder Signale, die zwar unerwartet sein mögen und sich „nicht normal" anfühlen, die aber außer der Aufforderung, zum Beispiel etwas langsamer zu machen, keine weitergehende Bedeutung haben. Die Frage ist: Woran erkannt man mit hinreichender Sicherheit, dass bestimmte Symptome nichts und andere möglicherweise alles bedeuten? Ängstliche Menschen werden auch bei eher harmlosen Beschwerden oft, weniger ängstliche eher zu selten oder zu spät, zum Arzt gehen. Letztlich geht es auch hier darum, eine Art gesundes Gespür für den Umgang mit dem Restrisiko zu entwickeln. Zu einer krankheitswertigen Angstproblematik wird es, wenn die gesundheitsbezogenen Ängste unter dem Strich mehr Lebensqualität zerstören, als sie zu erhalten in der Lage sind. Wenn der betreffende Mensch soweit körperlich gesund ist, aber in ständiger Angst vor Krankheiten lebt, liegt die Diagnose einer Hypochondrie nahe. Aber auch objektiv kranke, unter unheilbaren chronischen Erkrankungen leidende Menschen, können mehr unter den Ängsten, zum Beispiel vor einer Verschlimmerung der Krankheit leiden, als unter der Erkrankung selbst.

Im Rahmen einer Hypochondrie werden harmlose körperliche Symptome als (fast sichere) Hinweise auf schwere, potenziell lebensbedrohliche Erkrankungen verstanden. Sobald das eine Symptom, etwa das merkwürdige Ziehen in der Brust (Könnte das ein Herzinfarkt sein?!) oder das Druckgefühl im Bauch (Das ist sicher Darmkrebs!), von einem oder besser mehreren Ärzten mit aufwendigen Untersuchungen (EKG, Ultraschall, Computertomografie, Darmspiegelung usw.) abgeklärt und eine relevante Erkrankung als Ursache ausgeschlossen wurde, tauchen quasi aus dem Nichts andere Symptome auf, die ihrerseits zu Ängsten Anlass geben. Üblicherweise führt dies zu häufigen Arztbesuchen („Doktor-hopping") bei gleichzeitig sinkender Lebensqualität. Ein normales privates oder gar berufliches Leben ist nicht mehr möglich. Das Tragische dabei ist, dass zum einen selbst tägliche ärztliche Untersuchungen nicht sicher vor schweren Erkrankungen schützen. Der menschliche Organismus ist viel zu komplex, um alle möglichen Krankheiten sicher präventiv ausschließen oder im Anfangsstadium erkennen zu können. Zum anderen ist die Wahrscheinlichkeit hoch, dass bei diesen Untersuchungen etwas gefunden wird, was aus der statistischen Norm fällt (siehe Seite 60). Und wenn solche Zufallsbefunde dann unreflektiert als Hinweis auf eine schwere Erkrankung gedeutet werden, verunsichert dies und hat oft Serien weiterer Untersuchungen zur Folge. Medizinische Untersuchungen können somit einerseits Ängste reduzieren, andererseits können sie auch erhebliche Nebenwirkungen haben und Ängste auslösen beziehungsweise aufrechterhalten.

Psychologisch gesehen geht Hypochondrie mit einem anhaltenden Alarmzustand einher. Die Schwelle, ab der körperliche Symptome Ängste auslösen, wird immer niedriger. Das Gehirn lernt, möglichst alles, was im Körper beziehungsweise an bestimmten Organen von der Norm abweicht, immer sensibler zu registrieren. Eben das kann man dann auch im Gehirn nachweisen: In den Hirnregionen, in denen die von den betreffenden Organen eingehenden Informationen verarbeitet werden, werden die Nervenzellen angeregt, sich intensiver zu vernetzen. Parallel dazu werden diese Hirngebiete intensiver durchblutet, sie arbeiten quasi auf Hochtouren, was dann wiederum dazu führt, dass immer mehr Symptome wahrgenommen werden, was zu neuen Ängsten führt. Wenn diese Zentren im Gehirn erst einmal trainiert sind, ist es schwer, sie wieder abzutrainieren. Der „Normalzustand", was die bewusst registrierten Körpersymptome anbelangt, ist nun ein anderer.

Fatale Begleiter bei schweren körperlichen Erkrankungen

Ausgehend vom Thema des letzten Abschnittes: Müssten nicht Menschen, die wirklich unter schweren Erkrankungen leiden, noch mehr von Ängsten geplagt sein, als gesunde Personen? Das kommt vor, ist aber bemerkenswerterweise nicht die Regel. Wenn tatsächlich eine relevante körperliche Erkrankung vorliegt, kann allerdings der Umgang damit durch Ängste erheblich belastet werden. Es gibt Menschen, die souverän mit Diabetes umgehen, und solche, die – selbst wenn er relativ gut eingestellt ist – aus Angst vor zu hohem oder insbesondere vor zu niedrigem Blutzuckerspiegel vieles bis alles im Leben vermeiden, was Spaß machen könnte. Und es gibt Menschen, die unter Krebs leiden und sich im Wissen darum, dass das menschliche Leben nicht unendlich ist und in ihrem Fall alles getan wird, was sinnvollerweise getan werden kann, damit soweit arrangieren. Und es gibt unter identischen Krebsformen und Verläufen leidende Menschen, denen dies nicht gelingt und die sich ständig mit Progredienzängsten quälen, also der Angst davor, dass alles noch schlimmer werden könnte.

FORMEN DER ANGST

Ängste können in klar umschriebenen Situationen auftreten, aber auch – scheinbar – aus dem Nichts heraus. Für die Diagnostik und Behandlung ist dieser Aspekt wichtig.

ANGSTSTÖRUNGEN MIT KONKRETEN AUSLÖSERN = PHOBIEN

- Agoraphobie
- Flugangst
- Tierphobien (Spinnen, Schlangen u.a.)
- Spritzenphobie
- soziale Phobie

ANGSTSTÖRUNGEN OHNE KONKRETE AUSLÖSER

- Panikstörung
- Generalisierte Angststörung

Ängstliche Persönlichkeiten: Vor- und Nachteile

Ängstlich zu sein ist belastend. Für die Betroffenen kann eben dies aber auch positive Aspekte haben.

Was sind Persönlichkeitsstörungen, etwa „ängstlich-vermeidende Persönlichkeitsstörungen"? Die Frage wird von Experten eingehend diskutiert, wobei es vergleichsweise einfach ist, sie auf dem Papier zu beantworten. Demnach sind Persönlichkeiten dadurch charakterisiert, dass die jeweiligen Menschen bestimmte langfristige Muster haben, ihre Umwelt wahrzunehmen, zu bewerten und sich zu verhalten. Bei Persönlichkeitsstörungen weichen diese Muster erheblich von dem, was in der jeweiligen Gesellschaft üblich ist, ab. Sie sind zudem unflexibel, was dazu führt, dass sich die Betreffenden in sozialen Situationen oft unangemessen verhalten. Und eben dieses Verhalten geht dann wiederum für die Betreffenden selbst oder ihre Umwelt mit erheblichem Leiden einher. Definitionsgemäß dürfen diese Muster nicht durch andere Krankheiten, durch Drogen oder organische Schäden bedingt sein. Theoretisch müsste damit alles klar sein, aber in der Realität ist es – wie immer – diffiziler.

Im Spektrum der unterschiedlichen Persönlichkeitsstörungen, so wie sie in der ICD-10-Klassifikation vorgestellt werden, gibt es die ängstlich (vermeidende) Persönlichkeitsstörung (ICD-10 F60.6), die sich über die oben skizzierten allgemeinen Kriterien hinaus dadurch auszeichnet, dass die Betroffenen zumindest vier der im Folgenden genannten Kriterien erfüllen: a) andauernde und umfassende Gefühle von Anspannung und Besorgtheit, b) die Überzeugung, selbst sozial unbeholfen, unattraktiv oder minderwertig im Vergleich mit anderen zu sein; die übertriebene Sorge, in sozialen Situationen kritisiert oder abgelehnt zu werden; persönliche Kontakte entstehen nur, wenn Sicherheit besteht, gemocht zu werden, c) ein eingeschränkter Lebensstil wegen Bedürfnissen nach körperlicher Sicherheit sowie d) die Vermeidung beruflicher und sozialer Aktivitäten, die intensiven zwischenmenschlichen Kontakt bedingen, aus Furcht vor Kritik, Missbilligung oder Ablehnung.

Einerseits fällt es nicht schwer, sich entsprechende Personen vorzustellen. Andererseits waren und sind gerade Persönlichkeitsstörungen konzeptionelle Sorgenkinder der Experten, nicht zuletzt, weil es schwer ist, diese Diagnosen zuverlässig zu stellen. Wo genau fangen etwa „übertriebene Sorgen" im Einzelfall an? Zudem: Wenn ein sozial ängstlicher Mensch in idealen Bilderbuch-Verhältnissen lebt, fällt möglicherweise Zeit seines Lebens nicht auf, dass er besonders ängstlich ist. Umgekehrt: Wer unter objektiv schwierigen und bedrohten Verhältnissen lebt, ab wann ist dann ein „eingeschränkter Lebensstil wegen Bedürfnissen nach körperlicher Sicherheit" unangemessen? Würden Sie zum Beispiel nachts um drei Uhr alleine durch den New Yorker Central Park spazieren? Wird da „totale Coolness" als Maßstab genommen oder ein Durchschnittswert, der mitunter eher von Experten, quasi aus dem Bauch heraus, postuliert als objektiv bestimmt wird? Dass auch Persönlichkeitsstörungen bio-psycho-soziale Phänomene sind, liegt auf der Hand. Soziale Verhaltensmuster haben immer etwas mit Veranlagung und Lebensgeschichte zu tun. Und nicht zuletzt fällt es schwer, Persönlichkeitsstörungen gegeneinander abzugrenzen. So gibt es als ICD-10 F60.7 beispielsweise die abhängige (asthenische) Persönlichkeitsstörung, die Menschen meint, die sich dann wohlfühlen, wenn sie einen starken Partner haben. Wenn man so einen Menschen gerade dann antrifft, wenn er keinen starken Partner hat, dann ist die Symptomatik der einer ängstlich-vermeidenden Persönlichkeitsstörung sehr ähnlich. Oder soll man dann beide Störungen diagnostizieren? Womit wir auf einer akademischen, für „Betroffene" nicht sonderlich hilfreichen Diskussionsebene angekommen sind. Die hier gestellten Fragen beziehungsweise die Unmöglichkeit, sie präzise zu beantworten, haben dazu geführt hat, dass das aktuell vor der Einführung befindliche neue Diagnosemanual ICD-11 die bisherigen Arten von Persönlichkeitsstörungen (fast) nicht mehr kennt und entsprechende Muster allgemeiner, vor allem auch nach dem Ausmaß der daraus für Betroffene erwachsenden Einschränkungen, diagnostiziert.

Zudem: Wie würden Sie sich fühlen, wenn ein Arzt bei Ihnen eine ängstlich-vermeidende Persönlichkeitsstörung diagnostiziert? Sie werden das wohl kaum als Kompliment erleben. Auch wenn Sie nachvollziehen können, wie der Arzt dazu kommt, stellt sich die naheliegende Anschlussfrage: Was mache ich nun, ist das unheilbar? Hier liegt ein weiteres Grundsatzproblem. So unterscheiden sich ängstliche Persönlichkeitsstörungen etwa von der sozialen Phobie (siehe Seite 65) dadurch, dass sie „von langer Dauer sind und im späten Kindesalter oder in der Adoleszenz begonnen haben". Wobei das „von langer Dauer" dann im Verlauf, auch wenn man therapeutisch gar nichts tut, relativ ist und wiederum entscheidend unter anderem von den Lebensumständen abhängt. Wenn der dependent-ängstliche Mensch wieder jemanden zum Anlehnen findet und die Ängstlichkeit dann weg ist, ist er dann geheilt? Er ist dann zwar glücklich und fühlt sich gesund, wäre aber therapeutisch gesehen weiterhin „gestört". Eine solche Wissenschaft könnte einen das Fürchten lehren! Bei alledem, wie stabil sind solche Muster? Wenn der äußere Druck groß ist, können ängstliche Menschen mitunter sehr mutig werden. In Kriegs- und Notzeiten, immer dann, wenn es keine bis kaum Alternativen gibt, werden Menschen psychisch eher gesünder (wobei Ausnahmen die Regel bestätigen). Insofern: Persönlichkeitsstörungs-Diagnosen haben akademisch gesehen ihren Sinn. Bezogen auf Sie und mich als real existierende Menschen beschreiben sie in unserer Gesellschaft nicht ganz seltene Verhaltensmuster, die sich einerseits aus Veranlagung und Lebensgeschichte herleiten, im Leben zunächst einmal mehr Vor- als Nachteile hatten und unter bestimmten veränderten Rahmenbedingungen zur Falle werden können.

Mehr Vor- als Nachteile?

Die Frage mag provokant klingen, ist aber inhaltlich die Ursache dafür, dass es diese Form von Normabweichungen in unserer Gesellschaft in nennenswerter Zahl gibt! Welche Vorteile für einen ängstlich-vermeidenden Stil könnte es geben? Zunächst: Wer ängstlich und angepasst ist, vermeidet Konflikte. Darüber hinaus motiviert er durch seine Hilflosigkeit Mitmenschen, ihm oder ihr beizustehen. Natürlich kann es Situationen geben, in denen ängstliche Personen von anderen ausgenutzt werden. Die sind gleichwohl eher selten. Wenn ich ängstlich bin, erwartet niemand und auch ich selbst nicht, dass ich im Leben viel leiste. Das senkt den Druck. Und da die Friedfertigen bekanntermaßen selig sind, bin ich, ethisch-moralisch gesehen, auch ein guter Mensch (und ansonsten das Opfer böser Mitmenschen). Der Vorteil ist also: Äußere und innere Konflikte reduzieren sich – das allerdings mit dem Nachteil anhaltender Ängstlichkeit.

Lebensgeschichtlich läuft es somit auf die Frage hinaus, was für eine bestimmte Person mehr Vor- als Nachteile hat. Überwiegen die Vorteile, kann es vernünftig und angemessen sein, nichts an den Mustern zu verändern. Es gibt kein Gesetz, wonach alle Menschen souveräne, attraktive, durchsetzungsfähige und redegewandte High-Performer sein müssen! Was gesund ist, hängt darüber hinaus oft von der jeweiligen Situation ab. In einem Aquarium mit Raubfischen haben ängstliche Fischlein nachgewiesenermaßen bessere Überlebenschancen als mutige. Eine gehörige Portion Angst kann einen davor schützen, seinen Kopf vorzustrecken und zu verlieren. Angst kann also ein Freund und Lebensretter sein! Wenn Menschen nach gewissenhafter Abwägung klar werden sollte, dass letztlich doch die Nachteile ihrer ängstlichen Lebensweise überwiegen, ist das die Voraussetzung dafür, solche Muster zu verändern und eine Therapie zu machen (Veränderungsmotivation). Muster lassen sich verändern, was allerdings mühsam und unvermeidbar risikoträchtig ist. Aber – wenn denn die Nachteile überwiegen – es lohnt sich!

Angst aus anderen Gründen

Angstsymptome können direkt aus körperlichen Erkrankungen resultieren. Genau hier muss die Behandlung ansetzen.

Da Angst ein integraler Bestand unseres Erlebens ist, gibt es über die bislang vorgestellten spezifischen Angststörungen hinaus zahlreiche körperliche und psychische Erkrankungen, die direkt (zum Beispiel über Interaktionen mit Nervenzellen (siehe Seite 20) und/oder indirekt (zum Beispiel über verunsichernde Phänomene, etwa eine Überflutung mit Sinneseindrücken) mit Angstsymptomen einhergehen können. Körperliche Erkrankungen, die unmittelbar Angstphänomene auslösen, sind selten. Zwei Beispiele mögen das illustrieren. In der Literatur wird hier an erster Stelle die Schilddrüsenüberfunktion genannt. Werden zu viele Schilddrüsenhormone produziert und freigesetzt, kann dies, ähnlich wie Stresssymptome, unter anderem zu rasendem Herzschlag, Unruhe, Zittern und Schlafstörungen führen, was dann mit Angsterleben einhergehen kann. Die Behandlung besteht darin, die übermäßige Produktion der Schilddrüsenhormone durch Medikamente, Bestrahlung oder auch eine Operation zu stoppen. Noch seltener ist das Phäochromozytom, ein Tumor des Nebennierenmarks. Einer von 100 000 Menschen erkrankt jedes Jahr daran. Es werden dabei in großen Mengen Adrenalin und Noradrenalin freigesetzt, was entsprechende Symptome hervorruft: Herzrasen, Blutdruckkrisen, Kopfschmerzen, Schwitzen, also ein Zustand, der als hochgradig ängstigend erlebt werden kann. Die Behandlung besteht letztlich in einer operativen Entfernung des Tumors. Viel häufiger, als die zuletzt vorgestellten organischen Erkrankungen, sind mit Ängsten einhergehende Nebenwirkungen von Medikamenten und Drogen. Hierbei kommt es quasi zu einer Übererregung von in die Angstdynamik involvierten Hirnregionen. In Einzelfällen können selbst Medikamente, die man üblicherweise diesbezüglich als harmlos ansehen würde (zum Beispiel Antibiotika) solche Nebenwirkungen haben. Viel häufiger führen jedoch Psychostimulanzien beziehungsweise Halluzinogene zu Angstphänomenen. Eben das passiert im Rahmen eines „Horrortrips", wobei eine entsprechend angespannte Stimmungslage bei Einnahme der Substanzen mitentscheidend ist. Umgekehrt können Medikamente, die Ängste reduzieren, insbesondere Benzodiazepine (siehe Seite 146), zu Übererregungsphänomenen führen (Absetzphänomene, Entzugserscheinungen), wenn die Einnahme abrupt beendet wird. Leitsymptome sind dann innere Unruhe, Schlafstörungen, psychische Labilität und erhöhte Ängstlichkeit. Ähnliche Zustände – bis hin zum Delir – können sich ergeben, wenn langfristiger Alkoholkonsum eingestellt wird.

Schwere psychische Erkrankungen

Fast alle schweren psychischen Erkrankungen können mit Ängsten einhergehen, namentlich Psychosen beziehungsweise schizophrene Psychosen. Die zugrunde liegenden Mechanismen sind komplex und bis heute nicht abschließend geklärt. Man nimmt an, dass die Filter, die, ohne dass uns dies im Alltag auch nur ansatzweise bewusst wird, die Informationsflut, die auch eine normale Umgebung bedeutet, herunterregulieren, nicht mehr angemessen funktionieren. Von all dem, was um uns herum an optischen, akustischen, olfaktorischen Eindrücken wahrgenommen werden könnte, kommt nur ein Bruchteil in unserer bewussten Wahrnehmung an. Alles, was ansonsten da ist, wird von unserem Gehirn vorab automatisch als irrelevant aussortiert. Funktioniert diese Vorselektion nicht, dann fallen uns plötzlich Phänomene auf, die wiederum schon deshalb, weil sie uns auffallen, als wichtig bewertet werden: Werde ich nicht von vielen um mich herumstehenden Menschen angeschaut? Das kann doch kein Zufall sein? Das Erleben einer vermeintlich veränderten Umwelt kann hochgradig verunsichern und ängstigen. Nachdem wir spontan darauf vertrauen, dass unser Gehirn uns die Wahrheit erzählt, bleibt nur, nach einer „vernünftigen" Erklärung für solche bizarren Phänomene zu suchen. Das führt letztlich zu dem, was man Wahnentwicklung nennt. Etwa: Ich werde von so vielen mir unbekannten Menschen angeschaut, weil ein Komplott gegen mich im Gange ist! Die im Rahmen psychotischen Erlebens auftretende Angst ist so gesehen eine gesunde Reaktion auf eine gestörte Wahrnehmung. Es muss sehr viel passieren, bis wir bereit sind, unsere eigene Wahrnehmung zu hinterfragen. Vor eben dieser existenziellen Herausforderung stehen Menschen, die unter einer Psychose leiden. Neuroleptika, die dann verordneten Medikamente, unterstützen das Gehirn unter anderem dahingehend, eingehende Informationen wieder besser zu filtern. Damit hängen gleichzeitig die Nebenwirkungen dieser Substanzen zusammen, die einen dämpfenden Einfluss auf die Wahrnehmung und andere psychische Qualitäten haben. Psychosen sind eine existenzielle Herausforderung, Ängste sind eine Facette davon.

Ängste als Traumafolgen

Was passiert, wenn Menschen in Situationen geraten, die hinsichtlich ihres Bedrohungscharakters derart überdimensional sind, dass sie mit dem Verstand alleine nicht zu erfassen und zu bewältigen sind? Experimente dieser Art, die nie eine Ethikkommission genehmigen würde, ereignen sich in unserer Welt in schlimmster Form auch heute noch täglich, beispielsweise in Kriegen. Überlebende berichten mitunter von schlimmsten Ereignissen so, als wären sie gar nicht beteiligt gewesen. Um dann, ausgelöst etwa durch das Geräusch eines sich nahenden Flugzeugs emotional unter Hochspannung zu geraten, zu erstarren und dabei in Gedanken und Gefühlen quasi wieder im längst Vergangenen gefangen zu sein. Als Erklärung für solche „Flashbacks" wird vermutet, dass das seinerzeit mit den Ereignissen überforderte Gehirn diese unsortiert abgespeichert hat. Ein Trigger, der damals mit dem Ereignis verbunden war, kann dann auch noch Jahre später die damalige Konstellation, was Ängste und unverarbeitete Erlebnisse anbelangt, unkontrolliert wieder aus dem Gedächtnis heraus ablaufen lassen.

Vietnam-Veteranen waren die ersten, bei denen dieses Phänomen – das es vom Prinzip her schon immer gegeben haben muss – in der skizzierten Form beobachtet wurde. Von solchen Konstellationen ausgehend wurde die Diagnose einer posttraumatischen Belastungsstörung konzipiert (ICD-10 F43.1). Definitionsgemäß betrifft es Menschen, die einem „Geschehen von außergewöhnlicher Bedrohung oder mit katastrophalen Ausmaß ausgesetzt" waren, also ein Ereignis, „das nahezu bei jedem tiefgreifende Verzweiflung auslösen würde". Dieses Ereignis kann dann zu „anhaltenden Erinnerungen oder Wiedererleben der Belastung führen und durch aufdringliche Nachhallerinnerungen, lebendige Erinnerungen, sich wiederholende Träume" und andere Symptome quasi wieder aktiv werden. Zudem werden Situationen, die an die Traumata erinnern, von den Betroffenen nach Möglichkeit gemieden. Die ursprünglichen Ereignisse können dabei in Inhalten und Abläufen entweder nur teilweise erinnert werden und/oder sie führen zu anhaltenden Symptomen, unter denen auch erhöhte Schreckhaftigkeit, also Ängste, relevant sein können.

In unserem Kontext geht es primär um den Angstaspekt der Traumatisierung, wobei das Erleben existenzieller Bedrohung die Wurzel dessen ist, was diese Phänomene entstehen lässt. Nicht wenige Menschen überstehen selbst katastrophale Situationen, ohne Traumasymptome zu entwickeln. Und andere entwickeln, nachdem sie zum Beispiel einen Kriegsfilm angeschaut haben, Symptome, die dem entsprechen, was real kriegstraumatisierte Menschen zeigen. Auch hier spielen offenkundig individuelle bio-psycho-soziale Dimensionen eine mitentscheidende Rolle. Diagnostische Fragen und die Behandlung von Traumafolgestörungen sind ein spannendes, aktuell viel diskutiertes und beforschtes Gebiet.

ÄNGSTE ÜBERWINDEN: EIN INTENSIVKURS

Alle Theorie ist grau. Wer seine Ängste überwinden will, muss ins Handeln kommen und Bewältigungsstrategien etablieren. Hier lernen Sie, wie das geht.

Wie geht man mit Ängsten um?

Um seine Ängste zu beherrschen, braucht man nicht nur Mut, sondern konkrete Handlungsoptionen.

Niemand kann Ängste einfach „loswerden“. Das geht schon deshalb nicht, weil ihnen in unserem Gehirn integrierte Schaltungen und Abläufe zugrunde liegen. Dabei spielt es keine Rolle, ob diese Ängste angemessen sind oder nicht. So frustriert, verzweifelt, ärgerlich oder wütend man auch immer angesichts von Ängsten, die einem regelrecht das Leben zur Hölle machen, sein mag: Langfristig hilft weder draufschlagen noch auf irgendwelche Wunder oder Tricks zu hoffen. Kurzfristig sind einige Medikamenten wie Lorazepam oder auch Alkohol geradezu wunderbar wirksam. Sie lösen aber das Problem nicht und verursachen zusätzliche Probleme (siehe Seite 144).

Sie wollen Ihre Angst besiegen, das war Ihr Ziel mit dem Kauf des Buches? „Meine Angst ist besiegt! Sie liegt am Boden, um vom Ringrichter ausgezählt zu werden. K. o. und für mich ein Happy End!“ So charmant solche Vorstellungen auch sein mögen, so unrealistisch sind sie. Warum? Schon deshalb, weil Angst im Rahmen von Angststörungen keine fremde Macht oder von außen auf uns einwirkende Kraft ist, die man aus- und abschalten kann. Angst ist, ob wir es wollen oder nicht, ein Teil von uns. Für den Fall, dass Sie unter einer Angststörung leiden, beinhaltet das, dass Ihre Angst genauso stark und genauso intelligent ist wie Sie selbst! Sicher, es gibt Strategien, wie man auch gleichstarke Gegner zu Boden strecken kann, doch solch ein Schlag gelingt oft nur einmal. Die nächste Konfrontation mit den Angstauslösern kommt bestimmt. Dann doch lieber gleich nach Strategien suchen, die dieser Tatsache gerecht werden. Machen Sie sich klar: Wenn Sie Ihre Angst als Feind betrachten, kommen Sie an dem Widerspruch nicht vorbei, gegen sich selbst kämpfen zu müssen. Einen solchen Kampf kann letztlich niemand gewinnen. Insofern ist es alternativlos und pragmatisch, sich mit seinen Ängsten zu arrangieren. Das heißt nicht, dass man immer nachgibt und leidet, sondern dass man auf Augenhöhe agiert und mit der Angst so umgeht, wie mit einem eigenwilligen, starken aber eben auch mitunter hilfreichen Freund.

Wann Ängste unangemessen sind

Letztlich immer dann, wenn es für sie keine objektiven Gründe gibt. Ganz sicher jedoch spätestens ab dem Moment und der Intensität, ab der sie mehr Leid verursachen als verhindern. In Grenzbereichen kann man die Frage, was unangemessene Ängste sind, ausführlich diskutieren. Zumeist ist es aber offenkundig und wird auch von den Betroffenen selbst wahrgenommen: Die Angst und nicht das, wovor man Angst hat, ist nun das eigentliche Problem. Solche Ängste hindern einen daran, mit den jeweiligen Situationen angemessen umzugehen und beeinträchtigen die Lebensqualität massiv. Gleichzeitig ändert das nichts daran: Auch unangemessene Ängste sind zunächst einmal ein Teil von uns und unserem Gehirn, die schon deshalb nicht einfach entfernt werden können. Vielmehr geht es darum, Ihre persönliche Angst kennenzulernen, um Perspektiven und Strategien zu entwickeln, mit denen Sie Ihren unangemessenen Ängsten am besten begegnen können.

Wie kann es gelingen, Ihren überdimensionierten, undisziplinierten, mitunter zu massiven Übertreibungen neigenden Angstfreund, freundlich aber bestimmt, in die Schranken zu weisen? Anfangs wird dieses Vorhaben erheblichen Stress und auch Angst machen. Natürlich verschwinden Ängste nicht, nur weil man sich mit ihnen beschäftigt und Kontakt aufzunehmen versucht. Aber langfristig führt dieses Vorgehen dazu, dass sich das Angstproblem relativiert und man schließlich seiner Angst zuzwinkern kann.

Ein solcher Umgang mit der Angst, die Ihnen aktuell das Leben zur Hölle macht, mag Ihnen jetzt noch absolut unrealistisch vorkommen. Aber vielleicht haben Sie, während Sie die ersten Kapitel dieses Buches gelesen haben, eine Idee davon bekommen, dass Ängste berechenbare Phänomene sind. Wenn man etwas von der Struktur dieser Phänomene versteht, kann man besser damit umgehen und gegebenenfalls Einfluss darauf nehmen.

Auch nichts anderes als ein inneres Kind

Vermutlich haben Sie bereits vom „inneren Kind" gehört. Dabei handelt es sich um eine fiktive Figur, die jeder von uns in sich trägt, die unsere elementaren Bedürfnisse verkörpert und entsprechend ein Anrecht darauf hat, von uns fürsorglich, liebevoll und zärtlich behandelt zu werden. Menschen, die es nicht gelernt haben, demgemäß freundlich mit sich selbst umzugehen, kann die Vorstellung vom inneren Kind helfen, sich der eigenen Person wohlwollend und wertschätzend anzunähern. Es mag zunächst befremdlich klingen, aber mit dem gleichen Recht und der gleichen psychologischen Plausibilität, wie wir alle ein zuwendungsbedürftiges, mitunter hilfloses, unsere Bedürfnisse und Sehnsüchte verkörperndes inneres Kind haben, haben wir auch eines, was „meine Angst" ist.

Dieses innere Angstkind hat es doppelt schwer. Es wird notorisch nicht gemocht und kategorisch abgelehnt. Wer mag schon „seine Angst"? Zumal: In dem Moment, in dem man sich ihm zuwenden möchte, stellt es seine Stacheln auf und will uns das Fürchten lehren. Ein schreckliches Kind! Da mag es einem in der Faust jucken, mit dem Impuls dieses innere Angstkind niederzuschlagen und in die Wüste zu schicken.

STELLEN SIE SICH IHR „ANGSTKIND" VOR: Wie könnte es aussehen? Wie groß ist es, was hat es an? Mit welcher Stimme redet es mit Ihnen? Wie fühlt es sich für Sie an, wenn Sie vor Ihrem Angstkind stehen? Wer von Ihnen beiden ist – gefühlt – größer, kräftiger und stärker? Und falls es zum Konflikt kommt: Wie schätzen Sie die Machtverhältnisse ein? Welche Wirkung hätte es, wenn Sie mit geballter Faust auf Ihr Angstkind einschlagen? Wie würde es reagieren?

Wenn Ihnen Ihr Angstkind in der nächsten Zeit begegnet, dann haben Sie nun zumindest eine Vorstellung, mit wem Sie es zu tun haben. Für den Fall, dass Ihnen bereits das Bild Ihres Angstkindes unvorstellbar und eine Zumutung zu sein scheint, dann ist wichtig zu verstehen: Ihr Angstkind ist schlicht das Produkt Ihres Gehirns, also dem, was Ihre basalen Strukturen des Großhirns in Zusammenarbeit mit Ihrer Großhirnrinde gemeinsam erschaffen. Je gruseliger Ihre

Vorstellungen von Angst und Ängsten sind, umso größer ist Ihre diesbezügliche Kreativität! Diese auf wissenschaftlichen Fakten beruhende Feststellung können Sie durchaus als Kompliment verstehen. Sie verweist direkt darauf, von wem Ihr Angstkind abhängig ist und wer ihm sein Angstleben einhaucht, nämlich Sie höchstpersönlich, durch die Leistung Ihres Gehirns! Wenn sich Ihr Angstkind das nächste Mal ungefragt bemerkbar macht, dann sollten Sie es mit der freundlichen Frage begrüßen: „Du hast mich aber wieder erschreckt! Schön, dich zu sehen. Was hat dich denn diesmal aus Deinem Versteck gelockt?" Wenn es Ihnen gelingt, Ihre künftigen Begegnungen mit Ihrem Angstkind in etwa so zu gestalten, kann man Ihnen beiden nur gratulieren. Sie haben dann ein schwieriges Verhältnis elegant entschärft und die Basis für eine langfristig gute Zusammenarbeit geschaffen. Klar, ganz so einfach funktioniert es im ersten Anlauf in den meisten Fällen nicht. Aber die Richtung stimmt.

Lernen Sie Ihre Ängste kennen

Wie geht man mit Ängsten um? Nun, zunächst einmal, wie mit jedem unbekannten Phänomen: indem man sich näher kennenlernt! Und das funktioniert in etwa so, wie das Kennenlernen eines bislang fremden Menschen. Welche Berührungspunkte, welche gemeinsame Geschichte und gemeinsamen Interessen gibt es? Ihre Beschäftigung mit Ihrem Angstkind war diesbezüglich ein guter Anfang. Bezogen auf das Erleben von Angst im Allgemeinen, also als ein allen Menschen bekanntes Phänomen, hatten wir die Frage nach Ihrer ersten Begegnung bereits an anderer Stelle gestellt (siehe Seite 38). Hier und jetzt geht es um die übermäßige Angst und die konkreten Ängste, die Ihnen heute das Leben schwer machen.

WIE NENNEN SIE IHR ANGSTPROBLEM? Man kann es etwas unpersönlich „meine Angststörung" oder „meine Panikattacken" nennen. Persönlicher wären: „meine Panikbomben", „meine Quälgeister" oder auch „mein Angstkind". Welcher Name passt im Fall Ihrer Angst am besten, idealerweise kurz, prägnant und nicht allzu unfreundlich? Mein Angstproblem taufe ich hiermit auf den Namen: ______________________________

DENKEN – FÜHLEN/ EMOTIONEN – HANDELN

Um mit Angstgefühlen, die uns dominieren können, angemessen umzugehen, müssen wir ins Handeln kommen.

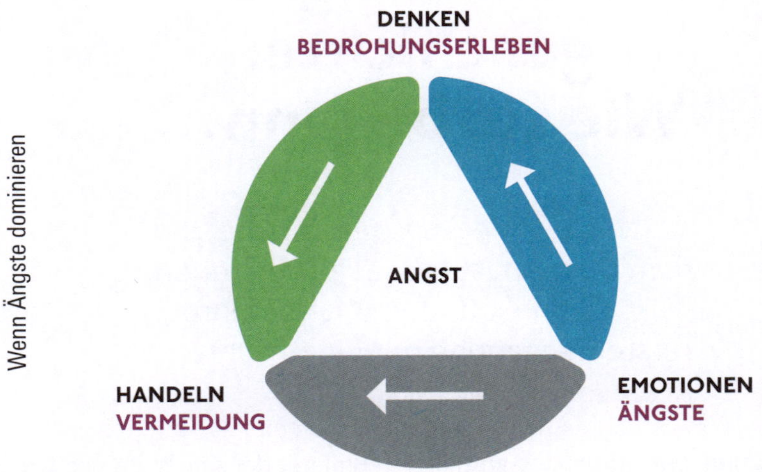

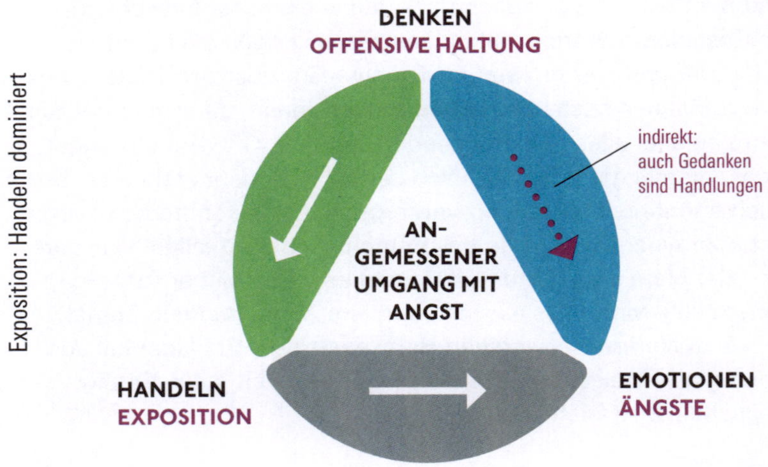

Die Taufe Ihrer Ängste ist weder banal noch als Scherz gemeint. Wenn man weiß, wie man etwas anspricht, wird das Phänomen ein Stück greifbarer. Bitte ausprobieren! Und ab nun idealerweise immer. Was die im Folgenden gestellten Fragen anbelangt: Jede Antwort darauf gibt Ihnen ein kleines Stück mehr Sicherheit und reduziert die Autonomie und Handlungsfreiheiten Ihrer Angst. Das müsste Grund genug sein, sich intensiv mit den Fragen zu beschäftigen.

Meine Angstgeschichte: Wie sie begann…

Um die eigene Angstgeschichte und damit die Angst besser zu verstehen, ist es sinnvoll, den Blick auf Ihre erste Begegnung mit ihr zu richten.

Wann und wie wurden Sie zum ersten Mal mit der Angst, so wie Sie sie heute erleben, konfrontiert? In den meisten Fällen war und ist dies, zumindest auf den ersten Blick, keine einfache, logisch-stringente Geschichte. Ängste haben ihre eigene Logik, die durchaus alles, was man mit klarem Kopf für logisch hält, über den Haufen werfen kann. Wenn Ängste unser Gehirn überrennen, dann zwingen sie ihm ihre eigene, alles beherrschende Logik auf. Oft wird die Angst zunächst einmal gar nicht als solche erlebt. Vielmehr stehen als bedrohlich erlebte Symptome im Vordergrund: Man könnte einen Herzinfarkt oder einen Hirnschlag bekommen, zu Boden fallen, sich verletzen oder blamieren. Mitunter braucht es viele solcher Attacken, bis einem klar wird, dass es sich „nur" um Angst handelt. Zumal dann, wenn Notärzte zwar einen Herzinfarkt oder Schlaganfall ausschließen, aber beispielsweise die Diagnose einer Panikstörung nicht gestellt wird (siehe Seite 60).

Wenn Sie die Fragen auf der Seite 38 beantwortet haben: Wie ging es dann weiter, von der ersten Begegnung bis heute? Welche Bedeutung, im Guten und vor allem im weniger Guten, hat die Angst heute für Sie? Nachdem Sie Ihre Angst schließlich auch dazu motiviert hat, dieses Buch zu lesen, dürfte Ihr Verhältnis schon länger dauern, ein paar Wochen, eher mehrere Monate oder noch länger, und für Sie mit erheblichen Belastungen und Einschränkungen verbunden sein. Wie stark und in welchen Aspekten beherrscht die Angst aktuell Ihr Leben? Anders herum gefragt: Wie sähe Ihr Leben ohne die Angst aus?

Symptome bewusst wahrnehmen

Ängste sind, genau wie Menschen, komplexe Phänomene. Die körperliche und psychische Grundlage von Ängsten sind Stressreaktionen. Wie diese und die sie überlagernden Angstsymptome ablaufen, ist bei jedem Menschen unterschiedlich. Die jeweilige Persönlichkeit, ihre Lebensgeschichte und vor allem die Erfahrungen mit Ängsten spielen dabei eine Rolle. Es werden körperliche Symptome wahrgenommen, die umgehend bewertet werden, was dann wiederum die praktischen Handlungen bestimmt.

Stress wiederum geht mit einer Aktivierung des sympathischen Nervensystems einher. Zunächst werden die Hormone Adrenalin und Noradrenalin und – etwas später – auch Cortisol ausgeschüttet, was zu folgenden Symptomen führen kann: Das Herz schlägt schneller, seine Kontraktionskraft nimmt zu und es kann zu zusätzlichen Herzschlägen (Extrasystolen) und dem Gefühl von Herzrasen kommen. Auf der Ebene der Blutgefäße kommt es in den Muskeln und im Verdauungssystem zu einer Verengung, was zusammen mit dem schnelleren Herzschlag zu steigendem Blutdruck führt. Gleichzeitig erweitern sich die den Herzmuskel mit Blut versorgenden Gefäße (die Herzkranzgefäße). Auch die Bronchien, also die Luft in die und aus der Lunge leitenden Röhrensysteme, erweitern sich, weil sich die dort befindlichen glatten Muskelzellen entspannen. Der Darm wird in seinen Funktionen gehemmt, die Schließmuskulatur der Harnblase zieht sich zusammen. Die Pupille erweitert sich, während sich die Muskeln, die im Auge die Linse umgeben (Zilialmuskeln), entspannen. Deshalb wiederum können die Fasern, an denen die Linse aufgehängt ist, eine höhere Zugkraft auf diese ausüben, die Linse wird flacher. Das hat zur Folge, dass man in der Ferne, von wo die Gefahr kommen könnte, schärfer sieht. Die Muskeln an den Haarwurzeln kontrahieren sich („das Fell stellt sich auf"), die Schweißdrüsen arbeiten verstärkt. All das lässt sich bei Menschen, die akute Angst erleben, mit technischen Geräten messen.

STRESSREAKTIONEN SIND MESSBAR. Sie kennen es vielleicht aus alten Krimis: Der verdächtigen Person werden Elektroden auf die Haut geklebt, ein Lügendetektor kommt zum Einsatz. Bei einer Lüge registrieren die Elektroden den Schweiß auf der Haut oder die erhöhte Muskelanspannung. Moderne Biofeedback-Geräte, also Körpersignale messende und auf einem Bildschirm wiedergebende Apparaturen, funktionieren genauso, nur erheblich differenzierter. Stress und Angstphänomene können so objektiv aufgezeigt werden.

Als Betroffener nimmt man nicht all die beschriebenen Symptome gleichermaßen wahr. Das hängt neben der Intensität der Reaktion vor allem davon ab, worauf man achtet. Und das wiederum hängt von der individuellen Disposition und Lerngeschichte ab. Wenn es in einer Familie vermehrt Herzinfarkte gegeben hat, steigt die Wahrscheinlichkeit, auf eben solche Symptome zu achten.

Welche Gefühle gehen mit körperlichen Angstsymptomen einher?

Wenn man es in der konkreten Situation mit klarem Kopf und in Zeitlupe wahrnehmen könnte, wäre jedem Betroffenen klar, dass Angstattacken mehr sind als plötzlich einschießende nackte Angst. Es fängt mit einer Art Schreck, einem ahnungsvollen Vorgefühl, an, im Sinne von „muss es ausgerechnet jetzt schon wieder ...". Bis dann plötzlich die Angst in voller Größe da ist. Angstgedanken, Gefühle und Bewertungen interagieren unmittelbar.

Versuchen Sie, sich zu erinnern: Wie war es bei Ihrem letzten Angstereignis? Welche Gefühle, welche Gedanken haben sich dabei eingestellt? Wie lief das genau ab? Sich mit solchen Details zu beschäftigen, ist wichtig, schließlich wollen Sie sich nicht immer wieder auf die gleiche Art und Weise von Ihrer Angst überraschen und überwältigen lassen, sondern möglichst entspannt damit umgehen können. Das funktioniert am besten, wenn man die Abläufe kennt.

Angstgedanken beschäftigen sich letztlich alle mit der Gefahr körperlicher oder sozialer Vernichtung. Das ist oft so bedrückend, dass man in dem Moment kaum noch etwas anderes denken kann als etwa: „Ich habe einen Herzinfarkt, ich muss sterben!" Dabei wird Vernichtungsangst meistens schnell von Hoffnung und Gedanken an eine mögliche Rettung relativiert („Notarzt? Vielleicht ist es doch nur Angst?"), was dazu führt, dass sich die Angst ein wenig reduziert und aushaltbarer wird.

Gedanken sind einerseits das, was sich als Text formulieren lässt. Andererseits sind Gedanken viel mehr. In unserer Großhirnrinde sind Gedanken mit dazu passenden Bildern assoziiert. Erfahrungsgemäß geht dies bei Angstattacken in zwei Richtungen: Ein Teil der Betroffenen sieht im Rahmen akuter Angst die befürchteten körperlichen Folgen vor sich, also das, was man von einem Herzinfarkt, Hirnschlag, Verlust von Bewusstsein oder Handlungsfähigkeit erwartet. Man sieht sich schon auf der Trage liegend, wie man von Sanitätern in den Krankenwagen gebracht wird oder auf eine Intensivstation. Andere erleben Angstsituationen vor allem unter dem Schamvorzeichen: „Was denken die anderen von mir?" Die entsprechenden inneren Bilder und Filme konzentrieren sich auf umstehende Personen, die einen als peinlich erleben, die sich belästigt fühlen und vor denen man sich „völlig blamiert". Diese Gedanken sind derart unangenehm, dass sie spontan kaum je zu Ende gedacht werden. Man ahnt, wie es weitergehen würde, und tut (meist unbewusst) alles, um sich damit nicht konfrontieren zu müssen. Jeder noch so vage Hoffnungsschimmer ist besser, als solche Horrorbilder weiter ansehen zu müssen. Alles, was die Angstgedanken und Bilder ablenkt und zumindest etwas reduziert, ist willkommen.

Im Rahmen von Angstattacken kommt es dann meist zu einem schnellen Hin und Her und Nebeneinander von Angst- und angstreduzierenden Gedanken. Gedanken wie „es wird schon nicht so schlimm" unterbrechen die Horrorfilme kurzfristig, um schon Millisekunden später anderen Gedanken Platz zu machen. Etwa dem Ärger darüber, dass man unfähig ist, die Angst zu besiegen. Was einen wiederum traurig machen kann, weil man durch die Angst viel davon verliert, was das Leben schön machen könnte. Was wiederum, wenn die akute Situation vorbei ist, zu einer anhaltenden „Angst vor der Angst" führt.

IHR ANGST- UND HORRORFILM: Welche Angstfilme stellten sich bei Ihnen, im Rahmen der letzten Erlebnisse ein? Wie wären die Szenen zu Ende gegangen, wenn Sie sie nicht unterbrochen und sich auf andere Gedanken gebracht hätten? Diese Überlegung ist wichtig, denn die meisten Menschen lassen ihren Angstfilm nicht bis zum Ende laufen. Leider, denn so realisieren sie nicht, dass es eben nur ein Film ist.

Verhalten bei Attacken

Angstsymptome, Gefühle, Gedanken und das Verhalten in Angstsituationen kann man letztlich nicht voneinander trennen, schon deshalb, weil in unserem Gehirn all diese Aspekte eng miteinander verwoben sind. Eins geht ins andere über, manches bedingt oder reduziert das andere. Um Struktur in entsprechende Abläufe bringen zu können, ist es gleichwohl notwendig, seine Situation – ausgehend von diesen Kategorien – zu analysieren. Verhalten ist dabei alles, was man zumindest potenziell lenken und worauf man direkten Einfluss ausüben kann. Gedanken nehmen dabei eine Art Zwischenstellung ein: Man kann sie lenken und bewusst etwas denken. Etwas bewusst nicht denken zu wollen, etwa, dass man gerade einen Herzinfarkt erleiden könnte, funktioniert hingegen nicht, eher im Gegenteil. Gefühle, speziell Angstgefühle, passieren einfach, einen direkten Einfluss darauf haben wir nicht.

Gefühle, zumal Vernichtungsängste, nicht haben zu wollen, macht hilflos. Gerade dieser Wunsch führt dazu, dass man davon nicht loskommen kann (siehe Übung: Rosa Säbelzahntiger, Seite 70). Alles, was man im Rahmen von Angstkonstellationen tut oder nicht tut, hat Auswirkungen auf die Angstgefühle. Von Hilfeschreien, dem Ruf des Notarztes bis dazu, das Haus oder die Wohnung nicht mehr zu verlassen, um bloß nicht mehr in eine Situation zu kommen, die das Auftreten einer Angstattacke lostreten könnte. Auch „die Zähne zusammenbeißen“, das Fenster zu öffnen, um Luft zu bekommen, oder das häufig praktizierte „bewusst tief in die Brust ein- und ausatmen“, als Versuch, um Angst abzuwenden, sind Verhaltensweisen, die Effekte auf Symptome, Gefühle und Gedanken haben. So etwa: „Wenn ich nicht alles versuche, um mich zu beruhigen, dann wird die Angst so schlimm, dass ich sie nicht mehr aushalten kann!" Gedanken wie diese verleihen Ihrer Angst unendlich viel Macht und machen Sie, umgekehrt, weitgehend handlungsunfähig, denn die Antizipation noch schlimmerer Entwicklungen erhöht die momentane Anspannung noch weiter.

Überlegen Sie: Wie war das bei Ihrer letzten Angstattacke, wie haben Sie sich verhalten? Davon ausgehend versuchen Sie – bezüglich Ihrer aktuellen Lebenssituation – zu beschreiben, in welchen Konstellationen bei Ihnen Ängste auftreten oder sich sogar verschlimmern. Was vermeiden Sie aufgrund der Ängste, was würden Sie aktuell möglichst nicht oder auf keinen Fall tun? In welchen Bereichen schränken die Ängste Ihr Leben ein?

Und als letzte Frage: Was könnten oder müssten Sie an Ihrem Verhalten verändern (Gefühle direkt zu verändern, ist unmöglich), damit die Angst Sie nicht mehr dominieren und quälen kann?

Die Dynamik der Angst ist ein Teufelskreis

Angst fühlt sich häufig an, als sei sie unserem Zugriff komplett entzogen. Der Angstteufelskreis zeigt, wo und wie man den Fuß in die Tür bekommt.

Im Rahmen von Angst- oder Panikattacken geht alles blitzschnell. So schnell, dass mitunter der Eindruck entsteht, alles sei fast augenblicklich da, was bereits für sich genommen hilflos macht. Im betreffenden Moment fehlt einem zudem, blockiert durch die existenziell-bedrohliche Qualität der Angst, der klare Kopf, um sich über die Abläufe des Geschehens klar zu werden. Danach ist man erschöpft und erst einmal froh, dass es für den Moment vorüber ist. Das führt zusammengenommen mitunter dazu, dass der Angstkreislauf als psychologisch-physiologisches Naturgesetz bei sich selbst erst nach Jahren als solcher erkannt wird. Was bedauerlich ist, denn das Realisieren des Angstteufelskreises ist mitentscheidend dafür, Angst- und Panikproblemen erfolgreich begegnen zu können.

Eigentlich ist es nachrangig, was einen Kreislauf auslöst. Gleichwohl sehen viele Betroffene hierin die entscheidende Frage. Bei Phobien, wie der Agora- oder Klaustrophobie, ist die Sache klar. Da ist es entweder ein bereits eingetretenes konkretes äußeres Ereignis oder die Erwartung davon („Ich soll in einen engen Fahrstuhl einsteigen…"). Mitunter bleibt aber zunächst einmal unklar, was der Auslöser war. Oft ist es ein Summationseffekt, wobei zuletzt eine Kleinigkeit ausreicht, das Fass zum Überlaufen zu bringen (im Sinne des Vulnerabilitäts-Stress-Modells, siehe Seite 101).

WIE AUS DEM NICHTS: Bei Ängsten, die aus dem Nichts heraus auftreten, ist es gerade die Ruhe, die den Angstkreislauf in Gang setzt. Ausgehend vom Zustand der Entspannung werden die Symptome von innerer Anspannung, ein schneller Puls oder Druckgefühl auf der Brust, umso deutlicher spürbar. Die Diskrepanz zwischen Entspannung und diesen Symptomen führt dazu, dass das Gehirn nach Erklärungen sucht, die es vorzugsweise in besonders gefährlichen Erklärungsmöglichkeiten findet, etwa einen Herzinfarkt oder Hirnschlag.

Eine intensive Wahrnehmung von Symptomen, die als bedrohlich bewertet werden, ist der Motor des Angstkreislaufes. Die Bewertung geht dann in den basalen Zentren des Großhirns Hand in Hand mit der Wahrnehmung. Wenn etwas aus dem, was unser Gehirn wahrnimmt, als bedrohlich heraussticht, dann wird dieses umgehend entsprechend wahrgenommen und bewertet. Der Angstkreislauf kommt so richtig in Schwung.

Im Angstkreislauf folgt automatisch die Reaktion von Flucht und Vermeidung. Dieser Automatismus entspricht einem in unserem Gehirn seit den Zeiten des Säbelzahntigers angelegten Muster: Ich reduziere eine Bedrohung, indem ich weglaufe! Wenn Angstattacken von konkreten äußeren Faktoren getriggert werden (etwa bei Phobien), scheint das sinnvoll zu sein und funktioniert erst mal gut. Ob es langfristig eine gute Lösung ist, ist eine andere Frage. Erheblich schwieriger wird es, wenn die Angst durch innere Faktoren ausgelöst wird: Man kann weder vor einem Druckgefühl im Kopf noch vor einem schnellen Puls und auch nicht vor der Sorge, dass ein Angehöriger in Lebensgefahr sein könnte, davonrennen. Zumeist läuft es darauf hinaus, den sich aufdrängenden Angstgedanken beruhigende, vermeintlich Sicherheit gebende Überlegungen und Informationen entgegenzusetzen, etwa, indem der Notarzt Puls und Blutdruck misst, um hoffentlich festzustellen, dass alles in Ordnung ist.

Wenn Sie jetzt das Gefühl haben, dass bei der Stressreaktion und dem Säbelzahntiger etwas fehlt: Stimmt! Das ursprüngliche Programm, das unser Überleben im Laufe der Evolution ermöglicht hat, beinhaltete die Optionen: Flucht oder Kampf! Wenn sich im Rahmen des Angstkreislaufes an dieser Stelle nur der Flucht- beziehungsweise Vermeidungsaspekt findet, dann ist das bemerkenswert und mitentscheidend für alles weitere. Stellen Sie sich vor, ein Säbelzahntiger springt auf Sie zu. Flucht heißt: sich umdrehen und laufen, was das Zeug hält. Kampf hieße: Kopf hoch, Auge in Auge mit dem wilden Tier, den Arm mit einem Knüppel oder einem brennenden Ast in der Hand erhoben. Was glauben Sie, welche der beiden Optionen, wenn man ihnen etwa gleiche Überlebenschancen einräumte, wäre – psychologisch gesehen – für Sie günstiger?

Sie ahnen es: Wer sich seinen Ängsten, welche auch immer es sind, im Kampfmodus stellt, bei dem wird der Angstkreislauf an dieser Stelle unterbrochen. Die Energie richtet sich dann gegen den jeweiligen Angreifer, nicht gegen sich selbst. Umgekehrt: Wer sich Ängsten nicht stellt, kommt aus dem Teufelskreis nur auf Kosten immer weitergehender Absicherung oder Vermeidung hinaus. Und auch dann nur zeitweise. Der Angstkreislauf setzt voraus, dass sich Betroffene im Flucht- oder Vermeidungsmodus befinden. Unangemessene Ängste im Rahmen von Angststörungen spiegeln aber nicht reale äußere Bedrohungen wider, sondern sind im Gehirn generierte Phänomene, die nur Gefahr simulieren. Nicht zu versuchen, vor diesen Ängsten zu fliehen, was ohnehin unmöglich ist, sondern sich ihnen im potenziellen Kampfmodus zu stellen, also in die Exposition zu gehen (siehe Seite 107), ist der kürzeste und konsequenteste Ausweg aus Angstkreisläufen.

Wenn Betroffene im Flucht- oder Vermeidungsmodus bleiben, ist die weitere Eskalation des Angstkreislaufes zunächst einmal alternativlos. Schon deshalb, weil man den körperlichen und psychologischen Stresssymptomen, dem schnellen Herzschlag, dem Schwitzen, dem Druck auf der Brust, nicht entkommen kann. Wenn die Angstdynamik einmal in Gang gekommen ist, steigt der Stress weiter an. Es werden noch mehr Stresshormone ausgeschüttet. Das

DER ANGSTKREISLAUF

Der Angstkreislauf ist ein psychologisch-physiologisches Naturgesetz. Wer seine eigene Problematik darin wiedererkennt ist handlungsfähig.

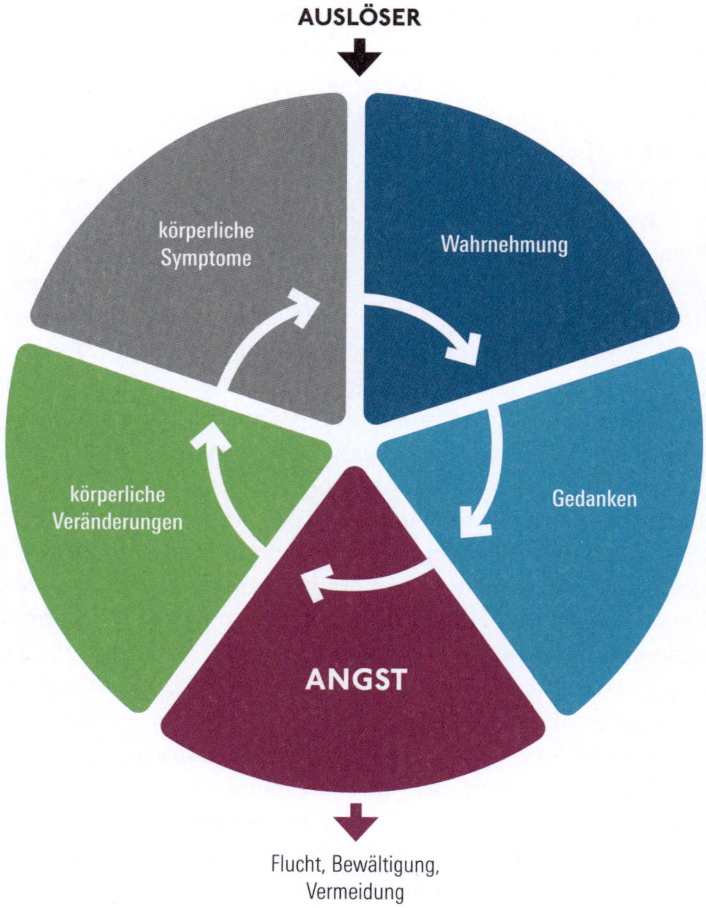

MEIN LETZTES ANGSTEREIGNIS ANHAND DES ANGSTKREISLAUFES

ÄUSSERER ODER INNERER AUSLÖSER

(Wenn dieser unklar sein sollte, bleibt das Feld einstweilen leer.)

____

____

____

____

____

1	2	3
WAHRNEHMUNG von körperlichen Reaktionen und Gedanken	**REAKTION** in Gedanken, Gefühlen und körperlichen Handlungen	**ERNEUTE WAHRNEHMUNG** und Bewertung im Verlauf
______	______	______
______	______	______
______	______	______
______	______	______
______	______	______

Anmerkungen:
Nachdem ein Kreislauf ein Kreislauf ist, kann er an jedem Punkt beginnen. Mitunter ist es nicht möglich, in der jeweiligen akuten Situation, einen konkreten Auslöser zu finden. Solche Konstellationen lassen sich oft anhand des Vulnerabilitäts-Stress-Modells (siehe Seite 101) erklären. Ein Gedanke wie „ich reagiere darauf nicht" ist auch eine Reaktion. Und zwar eine doppeldeutige. Entweder reagiere ich nicht, weil ich im Sinne einer Kapitulationserklärung meine Hilflosigkeit akzeptiere. Ich ergebe mich meinem Schicksal bzw. erstarre vor Angst. Oder, im Gegenteil, ich reagiere nicht, weil ich davon ausgehe, dass es sich „nur" um eine Angstattacke handelt, die kurzfristig wieder abklingen wird. Auf diesem Weg, also eben nicht im Fluchtmodus, lassen sich Angstattacken-Probleme am elegantesten lösen!

wiederum führt dazu, dass der Puls noch schneller wird. Der Blutdruck steigt weiter, die Muskelanspannung wird noch größer, der gefühlte Druck im Kopf oder auf der Brust, das Gefühl der Benommenheit oder andere Symptome verstärken sich. Was dann von der betroffenen Person wiederum als Bestätigung der bereits zuvor erwogenen Angstszenarien wahrgenommen wird: „Es wird noch schlimmer, also ist es doch … ein Herzinfarkt!" Die Wahrscheinlichkeit, dass es ein Herzinfarkt, ein Hirnschlag, also ein das physische oder soziale Leben bedrohendes Phänomen ist, wird als immer höher eingeschätzt, was wiederum die Ausschüttung von Stresshormonen stimuliert. So geht es weiter bis zur völligen Erschöpfung. Bis diese eintritt, kann es indes recht lange dauern. Durch die zwischenzeitlichen Beruhigungen, etwa Gedanken wie „Vielleicht ist es doch nicht so schlimm …", kann sich der Körper immer wieder ein wenig regenerieren und neue Stresshormone nachproduzieren (siehe Seite 105).

Mit Blick auf Ihr letztes Angstereignis: Inwieweit können Sie die skizzierten Aspekte des Angstkreislaufes nachvollziehen? Fest steht: Der Angstkreislauf ist quasi ein Naturgesetz. Angstkreisläufe können mal schneller, mal langsamer, mal mit klarem Beginn (und Ende), oft aber auch diffus verlaufen und dann nach und nach an Fahrt aufnehmen. Mitunter entstehen dabei Zustände, die von den Betroffenen als „tagelang anhaltende, fast maximale Angst" erlebt werden. Es gibt aber noch zwei weitere Phänomene, die man kennen sollte, um souverän mit Angst umgehen zu können.

Der Tropfen, der die Angst zum Überlaufen bringt

Wenn Stress über ein gewisses Level ansteigt, verbunden mit der Einschätzung, dass der jeweilige Stressor vital oder sozial gefährlich sein könnte, resultiert daraus Angst. Und umgekehrt. Der Angstkreislauf beschreibt die Eskalationsdynamik der entsprechenden Interaktionen zwischen Körper und Psyche. Nicht jeder schnelle Herzschlag, nicht jede potenziell bedrohliche Situation mündet in einen Angstteufelskreis. Es hat jeweils immer etwas mit der Grundanspannung zu tun. Nur wenn diese entsprechend hoch ist, kann schließlich selbst der sprichwörtliche Tropfen das Fass zum Überlaufen bringen und den Angstteufelskreis explosiv in Gang setzen. Anspannung und Stress sind komplexe physiologische und psychologische Phänomene. Deren Interaktionen mit der Angstthematik lassen sich prägnant mit dem Vulnerabilitäts-Stress-Modell beschreiben. Das Modell zeigt im Zeitverlauf die innere Anspannung. In dieser summiert sich all das, was uns bewusst oder auch nicht bewusst ist, und Einfluss auf unser vegetatives Nervensystem hat. Das Anspannungsniveau kann niedrig sein, etwa im Urlaub mit lieben Freunden. Angesichts von Großkampftagen im Job oder bei privaten Konflikten liegt es deutlich höher. Ein Stück weit über diesem Anspannungsniveau befindet sich dann ein Punkt, dessen Höhe das Ausmaß an Anspannung beziehungsweise Stress markiert, das wir aushalten können, ohne dass der Angstteufelskreis in Gang kommt. Übersteigt unser Anspannungslevel diesen Punkt beziehungsweise die davon ausgehend auf der Zeitachse aufgetragene Linie, dann kommt der Angstkreislauf in Gang.

Was bedeutet das? Wenn wir die Stressoren unseres Alltags, Konflikte, Streit und Ähnliches gut bewältigen, können wir in der Regel auch zusätzliche Belastungen gut kompensieren, ohne dass etwas außer Kontrolle gerät. Dazu wären dann schon sehr starke Stressoren nötig. In angespannten Situationen jedoch, egal was dem zugrunde liegt, können die gleichen zusätzlichen Belastungen akute Angstattacken oder anhaltende Angst auslösen. Diese Linie markiert somit die Grenze, ab der wir hinsichtlich Angstattacken empfindlich beziehungsweise eben vulnerabel sind.

Konsequenzen ziehen

Wäre es angesichts der Angstgefahr nicht am besten, gar keinen Stress mehr zu haben? Sich im Alltag auf einem angemessenen mittleren bis niedrigen Stressniveau zu bewegen, ist gesundheitlich und mit Blick auf die Lebensqualität günstig. Wobei man dieses Niveau im normalen Leben (also dem tagtäglichen Wahnsinn …) durch Dosierung äußerer Belastungsfaktoren (was etwas anderes ist als Vermeidung!) und vorzugsweise dadurch erreicht, dass man mit den realen Stressoren so gut wie möglich umgehen und diese bewältigen kann. (Mehr dazu können Sie auch in meinem Buch „Stressenergie positiv nutzen“, das bei der Stiftung Warentest erschienen ist, erfahren.) Vermeidung, mit dem Ziel der Stressreduktion, führt hingegen in die Sackgasse: Man verlernt Kompetenzen und wird, was das Stresserleben anbelangt, immer sensibler.

KONTROLLIEREN SIE IHREN STRESS: Wie sah es bei Ihnen beruflich und privat aus, als Sie die erste beziehungsweise die letzte Angstattacke beziehungsweise starke Angst erlebt haben? Wo lag in dieser Zeit üblicherweise Ihre Grundanspannung? Welche Faktoren hatten seinerzeit entscheidend dazu beigetragen, Ihre Grundanspannung zu erhöhen? Hatten Sie Strategien, Ihre Anspannung zumindest momentan zu reduzieren? Und falls ja, welche?

Die Angstverlaufskurve

Gefühlt kann man immer noch mehr, noch größere Angst haben. Wie weit lässt sich Angst, objektiv gesehen, steigern? Wie viel Angst ist menschenmöglich, und was passiert, wenn diese maximale Grenze erreicht oder überschritten wird? Nachdem Menschen, die unter Angststörungen leiden, nicht selten davon ausgehen, dass jenseits dieser Maximalgrenze der umgehende Tod, Wahnsinn und andere Katastrophen drohen, müssen wir uns mit dieser Frage eingehender beschäftigen. Was passiert bei maximaler Angst? Diese Frage lässt sich anhand einer kleinen, etwas makabren Geschichte beantworten: Nehmen wir an, wir treffen uns in meinem Büro und unterhalten uns angeregt über das Thema Ängste und Stress. Und dann, plötzlich, Schreie auf dem Flur. Die Tür fliegt auf und ein ausgewachsener wütender Löwe erzwingt sich den Zutritt. Wir beide sind aus nachvollziehbaren Gründen sofort in akutem Stress! Sie haben Glück und können Ihre günstigere Sitzposition nutzen. Sie flüchten sich unter den Schreibtisch und halten den Bürostuhl, immerhin aus Metall, wie einen Schutzschild vor sich. Ich hatte leider nicht so viel Glück. Das Tier stürzt sich auf mich und mein Schicksal ist besiegelt. Entschuldigen Sie die Szene, um die wir leider nicht herumkommen. Die entscheidende Frage lautet nun: Wie lange haben Sie unter dem Schreibtisch, Ihnen gegenüber auf dem Teppichboden der gefräßige Löwe, geschützt durch den Schreibtisch und den stabilen Stuhl, maximale Angst? Nur so lange, bis Hilfe kommt und Sie gerettet sind, also schlimmstenfalls einige Stunden lang? Oder kommt es darauf an, dass das Tier satt ist, also vielleicht nach einer Stunde? Weitere Optionen: 15 Minuten, maximal eine Minute oder können Sie das gar nicht einschätzen?

Wenn Letzteres der Fall ist, sollten Sie es (nicht mit einem Löwen, aber prinzipiell) ausprobieren. Im Rahmen von Expositionen haben Sie dazu Gelegenheit. Die richtige, in vielen wissenschaftlichen Studien und im Rahmen eher zufälliger Ereignisse immer wieder bestätigte Antwort ist indes: Höchstens eine Minute hält sich Ihre maximale Angst! Was schlicht bedeutet: Wenn man in die maximale Angst kommt, dann ist diese schnell vorbei. Umgekehrt: Länger anhaltende Angst kann, physiologisch gesehen, nicht maximal sein (auch wenn man es psychologisch anders erlebt).

NUR EINE MINUTE! Dass maximale Angst kurzfristig von allein abklingt, hat einfache physiologische Gründe. Unser Körper kann akut nur die Adrenalin- und Noradrenalin-Dosen ausschütten, die im Nebennierenmark und in Nervenzellen gespeichert sind. Werden diese Vorräte auf einen Schlag freigesetzt, dann hängt deren Wirkung von der Halbwertszeit dieser Hormone im Körper ab, die lediglich im Bereich weniger Sekunden liegt.

Zurück zu unserem Löwen-Abenteuer: Sicher, Sie fühlen sich absolut nicht wohl, aber die Angst, auch wenn es Ihnen merkwürdig vorkommt, ist nach kurzer Zeit plötzlich weg. Anstelle von Angst um Ihr eigenes Leben, kommen Ihnen nun kuriose Gedanken in den Kopf. Wie kommt der arme Löwe nach Deutschland? Ist es für ihn hier nicht viel zu kalt? Eigentlich mögen Sie diese herrlichen Tiere, die nichts dafürkönnen, wenn sie ihrem Instinkt folgen.

Stress- und Angstexperimente an Menschen werden glücklicherweise nicht zuletzt durch ethische Vorgaben limitiert. Wenn man im Labor Angstreaktionen auslösen will, zeigt man den Kandidaten gerne Bilder oder Filme, auf denen Gewaltszenen zu sehen sind. In solchen Studien findet sich zumeist, dass die Stress- beziehungsweise Angstwerte relativ schnell sinken (wenn dem nicht durch weitere „Stressoren" entgegengewirkt wird). Real lebensbedrohliche Konstellationen lassen sich bei Menschen erfreulicherweise nicht in wissenschaftlichen Experimenten erforschen. Aber leider gibt es in der Realität, im Krieg, bei Unfällen, im Rahmen von Straftaten, etwa von Banküberfällen, Möglichkeiten, Antworten auf unsere Frage zu finden. Wenn man etwa die Opfer von Banküberfällen befragt, dann

DEN GIPFEL DER ANGST ÜBERWINDEN

Angst - soweit man sie zulässt – ebbt spontan ab. Diese Erleichterung zu erfahren, ist Teil der Therapie und macht die sogenannte Exposition so erfolgreich.

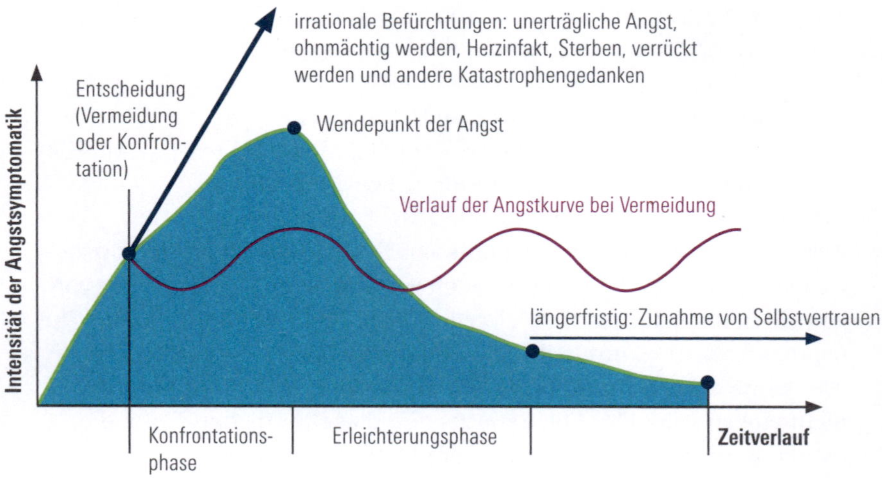

Expositionskurve: Angst ist da, das haben Sie gelernt. Sie kommt und sie geht. Dasselbe passiert mit Ihren Angstgefühlen. Umso häufiger Sie sich Ihrer Angst aussetzen, umso schneller können Sie die Angstkurve abfallen lassen.

Vermeidungskurve: Wenn sich Betroffene nicht mehr der Reizsituation aussetzen wollen, entwickeln sie erstaunlich effektive Vermeidungs- und Sicherheitsstrategien, die sie gegen die aufkommenden Gefühle einsetzen. Doch dieser Teufelskreis der Vermeidung hält die Angststörung weiter aufrecht.

erfährt man, dass in solchen Situationen („der Bankräuber stand mit gezogener Waffe vor mir") die zunächst maximale Angst relativ schnell abklingt. Wenig später entwickeln die Opfer nicht selten sogar Sympathie für den Täter. Hat er es in seiner Kindheit schwer gehabt? Versucht er so nicht nur das, was ihm das Schicksal, unsere ungerechte Gesellschaft, vorenthalten hat, zu bekommen?

Diese Abläufe und die dahinter liegenden Gesetzmäßigkeiten fasst die Angstverlaufskurve zusammen: Auf der x-Achse ist der Zeitverlauf, auf der y-Achse die Intensität der Angstsymptomatik aufgetragen. Unten links beginnt die Angstreaktion, ausgelöst durch einen äußeren oder inneren Stressor. Die obere der Kurven zeigt – analog unserem imaginären Löwenexperiment –, was passiert, wenn man die Angst voll zulässt und die Bedrohung so stark ist, dass man dieser nichts entgegensetzen kann. Die Angst erreicht umgehend ihren Höhepunkt, um dann schnell abzuklingen. Die darunter liegende wellenförmige Kurve zeigt, was passiert, wenn es nicht zum maximalen Anstieg kommt, etwa weil man sich zwischendurch immer wieder zu beruhigen versucht. Bereits Gedanken wie „so schlimm wird es hoffentlich nicht" führen dazu, dass der Körper etwas Zeit bekommt, um neue Stresshormone zu produzieren. Wenn sich Beruhigung und erneute Angstgedanken abwechseln, im ständigen Wechsel zwischen Hoffen und Bangen, resultiert daraus ein wellenförmiger Angstverlauf. Dieser hält sich dann häufig zwar nicht langfristig auf maximalem, doch auf einem sehr hohen Niveau.

Egal also, warum man Angstattacken oder Phobien hat: Ab dem Moment, in dem sie gezündet werden, entwickeln sie eine Eigendynamik, die sich mit dem Angstkreislauf beschreiben lässt. Die Intensität akut ausgelöster Ängste zeigt die Angstverlaufskurve. Niemand, auch wenn es subjektiv anders erlebt wird, kann unendlich lange unendlich viel Angst haben! Durch Erschöpfung der Adrenalin-Vorräte geht maximale Angst schnell vorbei. Zwischenzeitlich beruhigende Gedanken oder Ablenkung geben dem Körper die Gelegenheit, Adrenalin neu zu produzieren. Wenn sich Angstgedanken und beruhigende Gedanken abwechseln, können über lange Zeit anhaltende, sehr belastende Angstverläufe entstehen. Wo aber ist der Notausgang? Dieser besteht letztlich in der maximalen Angst und in dem Mut, durch diese hindurchzugehen. Genau das passiert in Expositionen.

ÄNGSTEN GANZ NEU BEGEGNEN

Theoretisch zu wissen, wie das mit den Ängsten funktioniert, ist gut. Doch Sie müssen sich ihnen auch praktisch stellen. Wie Sie dabei am besten vorgehen, lernen Sie hier.

Ein Treffen auf Augenhöhe

Der Versuch, vor Ängsten wegzulaufen, wird scheitern. Expositionen helfen Ihnen dabei, Ihrer Angst zu begegnen.

Exposition (lat. exponere: etwas herausstellen, sich etwas aussetzen) bedeutet bei unserem Angstthema nicht nur, sich schwierigen Situationen auszusetzen und maximale Angst irgendwie auszuhalten, sondern, sich voll auf die Angst einzulassen, ohne ablenkende oder beruhigende Gedanken. Man muss die Angst, so undenkbar das anmuten mag, voll und ganz wollen. Das ist selbst dann, wenn man davon überzeugt ist, dass keine Lebensgefahr droht, eine existenzielle Herausforderung. Belastende Situationen mit zusammengebissenen Zähnen auszuhalten, ist keine Exposition, sondern eine Form der Selbstquälerei, die nicht zur Lösung des Angstproblems führt, sondern das Problem mitunter noch schlimmer macht.

Um sich vorbehaltlos mit maximaler Angst konfrontieren zu können, muss einem klar sein, warum und wozu man es tut. Was motiviert mich dazu, mich mit der maximalen Angst zu konfrontieren? Was gewinne ich, wenn ich mich nicht mehr durch Ängste tyrannisieren lasse? Und was verliere ich möglicherweise auch? Konkrete Antworten auf diese Fragen entscheiden letztlich mit darüber, ob Expositionen gelingen. Wenn die Ziele, die man erreichen möchte, nicht attraktiv genug, oder die Gründe, die Angst weiter zu behalten, relativ dazu gewichtig sind, sollte man von Expositionen bis zur Klärung dieser Fragen besser absehen. Wie können Sie nun Ihre Ziele und damit Ihre Motivation, es mit den Ängsten aufzunehmen, klären? Stellen Sie sich vor, dass Ihr Angstproblem auf wunderbare Weise und komplett gelöst wurde! Ihre Ängste plagen Sie nicht mehr. Diesbezüglich ist Ihr Leben nun wieder frei und unbelastet. Auf dieses Ideal – nie wieder unangemessene Ängste – beziehen sich die folgenden Fragen. Wenn Sie die relevanten Situationen Ihres täglichen Lebens betrachten, was ist ab sofort anders? Woran könnten auch Außenstehende merken, dass etwas anders ist?

EINE LISTE FÜR DIE ZUKUNFT: Notieren Sie sich auf einem Zettel fünf Kategorien: Partnerschaft, Familie, Freundeskreis, Beruf sowie Privatleben und Hobbys. Zu jeder Kategorie schreiben Sie sich, falls zutreffend, auf, welche übermäßige Angst Sie plagt. Daneben machen Sie eine Spalte, wie die Situation ohne diese Angst aussehen würde. Was würde sich ändern und wäre besser?

Ihre Antworten auf diese Fragen sind wichtig! Niemand, der unter unangemessenen Ängsten leidet, kommt darum herum, sich darüber konkrete Gedanken zu machen. Die naheliegende, vermeintlich selbstverständliche Antwort, „dann habe ich keine Angst mehr und bin glücklich!" ist nämlich in Wirklichkeit eine Falle. Genauer gesagt ist sie der Grund, warum Ängste sehr hartnäckig sein können. Schon deshalb, weil Angst ein natürlicher Teil von Ihnen ist und es daher in der Realität eben nicht darum gehen kann, keine Angst mehr zu haben. Das Ziel kann nur sein, angemessen mit Ängsten umgehen zu können. Das wiederum bedeutet: „Ich kann wieder alles das tun, was meiner Person und meinen Möglichkeiten entspricht und für mich zu einem guten, gesunden Leben gehört." Also das, was Sie gerne tun würden, wenn Sie nicht – wie aktuell – von überzogenen Ängsten eingeschränkt würden.

Worum es bei den Zielen geht

Realistische Ziele sind Ziele, auf die man Einfluss hat. „Keine Ängste oder keine Panikattacken mehr haben" ist bestenfalls indirekt erreichbar, indem man sich nicht mehr davon paralysieren lässt. Das heißt im Klartext beispielsweise: „Ich werde wieder zumindest einmal im Monat mit der Familie auswärts essen gehen.", „Ich werde zumindest zweimal im Monat mit der Bahn von YX nach XY fahren, um dort dann Z zu machen.", „Ich werde einmal im Monat in die Oper gehen (und meine Abo-Karten nicht verschenken oder verfallen lassen).", „Ich werde Ostern mit YX für eine Woche nach Tirol reisen." Es handelt sich also um Ziele, die realistisch und positiv sind. Und die so klar formuliert sind, dass man sie überprüfen und, wenn sie erledigt und bewältigt wurden, abhaken kann: Geschafft! Also: Wie sieht Ihr Leben ohne die übermäßigen Ängste aus? Vom Aufstehen bis zum Schlafengehen. Was können und werden Sie konkret wieder tun: sich wieder mit Freunden treffen, mit der Familie in ein Restaurant essen gehen, Vorträge halten, mit dem Zug nach XY fahren, ins Konzert gehen, in den Urlaub fahren? Ziele, zumindest wenn es um Angstbewältigung geht, sind dadurch charakterisiert, dass deren Erreichung auch Ihnen nahestehenden Personen auffällt. Entsprechend ist „ich will mich besser fühlen und keine Angst mehr haben" kein Ziel (sondern eine Hoffnung). Ein passendes Ziel wäre, wieder mit Freunden gemeinsame Ausflüge zu machen. Ihre Einträge in eine Spalte „wie sieht die Situation ohne übermäßige Ängste aus" sind dann die Ziele, die Sie in der nächsten Zeit erreichen wollen und erreichen sollten! Weil es wichtig ist, macht es Sinn, diese verbindlich zusammenzufassen. Schreiben Sie sich Ihre Ziele also auf. Für den Erfolg alles Weiteren entscheidend ist, dass Sie sich wirklich vornehmen, diese Ziele zu erreichen, unabhängig davon, ob dann noch Ängste da sind oder nicht. Ängste sind, wie Sie längst wissen, ein Teil von Ihnen. Ein Teil, der sich, auch wenn Sie ihn nicht mehr als Feind ansehen und keine Angst mehr vor ihm haben, immer mal wieder melden kann. Wer eine Garantie für „Angstfreiheit" haben will, wird sie in diesem Leben nicht bekommen. Wenn Ihnen Ihre Ziele wirklich wichtig sind, dann sind Sie Ihnen auch noch wichtig, wenn Sie die Ängste im Gepäck mit dabeihaben.

Die Sache mit dem Restrisiko

Gehen Sie davon aus, dass Sie körperlich soweit gesund und die Phänomene, unter denen Sie leiden, nur übermäßige Ängste sind? Darüber hinaus haben Sie sich einmal (oder wiederholte Male) von kompetenten Ärzten gründlich untersuchen lassen und die Rückmeldung erhalten, dass bei Ihnen kein relevantes gesundheitliches Risiko vorliegt beziehungsweise dass dieses (zum Beispiel ein Bluthochdruck) angemessen behandelt wird und Sie diesbezüglich, was das normale Leben anbelangt, nicht eingeschränkt sind? Gut, somit wäre alles klar. Schön wäre es! Zum einen muss man die Information „bei Ihnen ist alles medizinisch soweit in Ordnung" glauben. Zum anderen stellt sich die Frage, wie man mit dem niemals ganz auszuschließenden Restrisiko umgeht. Natürlich können Ärzte Fehler machen – und selbst wenn bei Ihnen heute medizinisch tatsächlich alles im grünen Bereich ist, gibt es keine Garantie dafür, dass nicht morgen (oder auch nur in fünf Minuten) genau das eintritt, was Sie in diesem Moment befürchten. Beides, also Arztfehler und sich kurzfristig verschlechternde gesundheitliche Parameter, mag noch so unwahrscheinlich sein. Hundertprozentig ausgeschlossen werden können sie nie. Letztlich muss jeder das Restrisiko, zu sterben oder sozial ausgeschlossen zu werden, in Kauf nehmen. Es ist die Voraussetzung für Freiheit, Lebensqualität und für ein letztlich gesundes Leben. Wer diesen Preis nicht zahlen und kein Restrisiko eingehen will, wird immer Angst haben müssen. Daran führt kein Weg vorbei. Bevor Sie die Ängste hatten, war das alles kein Problem? Stimmt! Aber davor waren Sie, was die Angst anbelangt, schlicht naiv. Gesunde Kinder leben in den Tag hinein, so als sei alles unendlich. Nachdem sie Ängste intensiv kennengelernt haben, gibt es keinen Weg mehr in die ehemalige Unbeschwertheit zurück. Vergessen, dass es Konstellationen gibt, die einem aus heiterem Himmel in maximale Angst versetzen, kann (aktiv) niemand. Grundsätzlich geht es um die Entscheidung, Restrisiken zu akzeptieren und sich auf dieser Grundlage den Ängsten zu stellen. Wer um jeden Preis Sicherheit haben will, der bezahlt das damit, dass ihn die Ängste langfristig weiter plagen werden. Um eine tragfähige Basis zu haben, auf der Angstbewältigung erfolgreich möglich ist, ist es hilfreich, sich die mit klarem Kopf getroffene Einschätzung bewusst zu machen. Hier gibt es verschiedene Methoden. Besonders prägnant ist es, sich ein entsprechendes Dokument zu erstellen, das man dann seiner Angst vorlegen kann. Beispielsweise könnten Sie Ihre höchstpersönliche Stellungnahme an Ihre Angst wie folgt formulieren:

„Ich, (Ihr Name, geboren am ..., wohnhaft in ...), habe mich eingehend mit meiner Angsterkrankung auseinandergesetzt. Angstattacken beginnen bei mir zumeist mit folgenden Symptomen: ... und verlaufen dann in etwa so ... Soweit nötig, wurde bei mir von Ärzten abgeklärt, dass es kein (bzw. nur ein um XY) erhöhtes medizinisches Risiko gibt. Nachdem die Angst mein Leben in erheblichem Maße negativ beeinflusst und selbst zum Hauptproblem geworden ist, habe ich mich entschlossen, mich von meiner Angst nicht weiter tyrannisieren zu lassen. Mir ist bekannt und bewusst, dass ein Restrisiko nie ausgeschlossen werden kann. Ich bin aber bereit, dieses zu tragen, um meine Ängste überwinden zu können. Liebe Angst, für den Fall, dass du dich wieder bei mir meldest, kann und muss ich dir hiermit mitteilen, dass mein medizinisches Risiko bei nüchterner Betrachtung gering ist. Dazu stehe ich, mit allen Konsequenzen, auch wenn du dich noch so aggressiv gebärden solltest. Ich wünsche dir einen schönen Tag!“

Vergessen Sie nicht das Datum, den Ort und natürlich Ihre Unterschrift. Falten Sie Ihr Dokument und tragen Sie es die nächsten Wochen stets bei sich.

Wenn Ihnen die im Textvorschlag enthaltenen, ein wenig ironischen Äußerungen nicht gefallen (wobei gerade eine solche Haltung erfahrungsgemäß wiederum Ihren Ängsten nicht gefällt), können Sie es gerne auch anders, freundlicher oder sachlicher formulieren. Die Hauptsache ist, Sie haben nun ein Dokument, das dem, was die Angst Ihnen als Wahrheit verkaufen will, widerspricht. Etwas schwarz auf weiß, was von Ihnen unterschrieben wurde und hervorgeholt werden kann (und sollte!), wenn sich die Angst wieder bei Ihnen meldet. Damit alleine haben Sie die Angst zwar (in den meisten Fällen) noch nicht hinreichend bewältigt, aber es ist eine Grundlage für das, was Sie nun bezüglich Ihrer Angst unternehmen werden.

Schritt I: Wenn die Angst mit Ihnen spielt

Beobachten Sie systematisch, was bei Ängsten in Ihrem Kopf und Ihrem Körper passiert.

Jetzt, nachdem Sie gut vorbereitet sind, kann es praktisch losgehen: in die Angst hinein, durch sie durch und dann – (fast) unvermeidlich – hinein in das gute Gefühl, wenn die Angst abklingt und Sie wieder mit freiem Kopf durch die Welt laufen können. Angststörungen sind substanzielle, die Lebensqualität massiv reduzierende Krankheiten. Sie haben aber, im Vergleich zu vielen anderen psychischen Erkrankungen den Vorteil, durch Expositionen gut behandelbar zu sein. Selten sieht man glücklichere Menschen als die, die gerade eine Exposition voll und ganz erlebt haben und damit das einzigartige Gefühl, wie die Angst auf einmal verschwunden ist. Damit es so verläuft und Expositionen nicht zur Quälerei werden, ist eine gute Vorbereitung entscheidend! Die beinhaltet, dass man Ängste und sich selbst, vor allem, was den bisherigen Umgang mit den Ängsten anbelangt, kennengelernt hat. Parallel dazu gilt es, sich die Angstvermeidungsstrategien, die man sich im Laufe seines Lebens angewöhnt hat, bewusst zu machen. Ängste erklären können ist das eine. Entscheidend ist und bleibt der praktische Umgang damit. Psychologisch und physiologisch sind Ängste zunächst einmal normal. Zum (gefühlten) Feind wird Angst, wenn sie vermeintlich grundlos und übertrieben auftritt. Immer wieder: Fehlalarm! In solchen Konstellationen nimmt man es ihr dann übel, dass sie derart unangenehm ist. Das ist einerseits verständlich und andererseits unfair: Angst muss ungemütlich sein. Das Problem ist, dass der Verstand und damit die rationale Abwägung, ob Ängste tatsächlich grundlos und unangemessen sind, im Rahmen der Angstgefühle über den Haufen gerannt werden. Emotionen, zumal ängstliche, sind schneller als rationale Gedanken. Immer. Um hier den Fuß in die Tür zu bekommen, braucht es Entschlossenheit und gute Strategien.

Wir erwarten von unserem Körper instinktiv, dass er wie ein Schweizer Uhrwerk funktioniert. Wenn dem nicht so ist, wenn Symptome auftreten, die wir nicht erwarten und uns spontan nicht erklären können, ist Angst eine naheliegende Reaktion. Etwas im Körper ist nicht in Ordnung, es droht Gefahr! Welche Symptome dies im Einzelnen sind, ist von Mensch zu Mensch unterschiedlich. Wenn sich bei Ihnen aus einem Zustand der Ruhe heraus folgende Symptome einstellen, als wie bedrohlich erleben Sie sie?

SYMPTOME BEWERTEN: Machen Sie sich eine Liste von körperlichen Symptomen, die Sie im Zusammenhang mit Ihrer Angst spüren, und bewerten Sie sie mit einer Skala von 0 (nicht weiter bedrohlich) bis 5 (sehr bedrohlich). Solche Symptome können sein: Herzklopfen oder -rasen, Brustschmerzen, Atemnot, Schwindel, Schwitzen, weiche Knie, Kribbeln in Armen und Beinen, trockener Mund, verschwommenes Sehen oder auch ein Gefühl von Benommenheit.

Für den Fall, dass solche körperlichen Symptome im Rahmen Ihrer Angstproblematik relevant sind (was bei den meisten Angststörungen schon deshalb der Fall ist, weil Stressreaktionen immer auch körperliche Reaktionen einschließen), dürfte es Ihnen angesichts Ihrer Antworten nicht schwerfallen, Ihren Symptom-Angst-Fokus zu identifizieren. Wenn Sie hinsichtlich der ersten Aspekte hohe Punktzahlen erreichen, geht es eher um Herzangst beziehungsweise die Angst vor einem Herzinfarkt, bei den letztgenannten um die Angst, „verrückt zu werden" oder einen Anfall zu erleiden, während die dazwischen liegenden Symptombereiche auf eine hohe Verunsicherung hinsichtlich der Reaktionen Ihres vegetativen Nervensystems verweisen. Üblicherweise steht jeweils einer dieser Aspekte im Vordergrund. Soweit die Theorie, kommen wir zur Praxis.

Mit der Angst experimentieren

Ihre mutige Entscheidung, sich an Expositionen heranzuwagen, nötigt Respekt ab! Expositionen gehen zwangsläufig mit erheblichem Stress einher. Entsprechend sollte vorab, soweit relevante körperliche Erkrankungen bestehen, ärztlich abgeklärt sein, dass damit für Sie keine über Restrisiken hinausgehende Gefahren verbunden sind. Hyperventilation, also ein schnelles und tiefes Ein- und Ausatmen, wodurch mehr Sauerstoff aufgenommen und mehr CO_2 (Kohlendioxid) ausgeatmet wird, als physiologisch notwendig ist, ist eine Methode, um Symptome, die von vielen Betroffenen mit Angst assoziiert werden, kennenzulernen und damit Erfahrungen zu sammeln. Dazu nehmen Sie zunächst eine freie Sitzposition ein, setzen sich also – ohne sich anzulehnen – auf einen Stuhl. Beide Füße stehen fest auf dem Boden. Sie achten nun auf Ihre Atmung: Spüren Sie beim tiefen Einatmen, wie sich Ihr Brustkorb hebt und sich Ihr Zwerchfell senkt. Der Bauch tritt ein Stück weit nach vorne. Um dies intensiver zu spüren, können Sie Ihre Hände auf Brust und Bauch legen. Mit etwas Übung kann man entweder vermehrt in die Brust oder vermehrt in den Bauch atmen (Brust- oder Bauchatmung). Wobei die Bauchatmung, was Atemvolumen relativ zum Kraftaufwand anbelangt, die entspanntere, effektivere Form des Atmens ist. Alle Entspannungsübungen arbeiten deshalb mit der Bauchatmung. Im Rahmen der Hyperventilation ist es genau umgekehrt: Hier geht es darum, möglichst schnell Brustatmung zu praktizieren!

Dazu legen Sie eine Hand auf den Brustkorb, öffnen leicht den Mund (weil beim Atmen durch die Nase der Widerstand größer ist) und atmen möglichst schnell ein und aus (was so nur mit Brustatmung funktioniert). Mit Anleitung von außen („einatmen – ausatmen –

einatmen – ausatmen ...") ist es am leichtesten, ansonsten gerne auch mit einer laut tickenden Uhr. Es gilt, so schnell und gleichzeitig so tief wie möglich ein- und auszuatmen, Ziel ist annähernd ein Atemzug in zwei Sekunden, zunächst einmal so lange es geht. Alternativ kann man Hyperventilationsübungen auch im Stehen und Gehen machen. Schwindel und Gangunsicherheit kann man dann umso intensiver erleben.

Nehmen Sie diese Übung ernst. Also weitermachen, gerade auch dann, wenn sich Symptome einstellen. Schließlich wollen Sie einen angemessenen Umgang mit Ihren Ängsten üben. Dazu haben Sie genau in diesem Moment eine gute Gelegenheit.

Wenn sich hinreichend Symptome eingestellt haben, kann die Übung beendet werden, etwa dadurch, dass man wieder in eine langsame Bauchatmung überleitet, wobei man nach und nach beobachten kann, wie sich die Symptome wieder verabschieden. Die Hyperventilationsübung funktioniert immer: Es gibt keinen Menschen, der sie, ohne dass sich Symptome einstellen, durchführen kann. Falls sich bei Ihnen (noch) keine bemerkbar gemacht haben sollten, einfach weiter hyperventilieren. Schreiben Sie sich anschließend auf: Welche Symptome haben sich während der Übung bei Ihnen eingestellt, was haben Sie beobachtet? Nutzen Sie dafür vielleicht den nebenstehenden Bewertungsbogen.

Warum bei Hyperventilation diese Symptome entstehen, lässt sich einfach erklären. Durch schnelles und tiefes Ein- und Ausatmen pumpt man seinen Körper mit Sauerstoff voll. Wobei die Sauerstoffsättigung im Blut aber nur gering steigen kann, weil sie bereits unter Normalbedingungen hoch ist. Entscheidend ist jedoch, dass CO_2 – also Kohlendioxid – vermehrt ausgeatmet wird, womit sich der Säuregrad im Blut geringfügig verändert. Konkret: Das Blut wird weniger sauer beziehungsweise alkalisch, was sich unmittelbar auf die Funktionen der leichter erregbar werdenden Muskel- und Nervenzellen auswirkt. Eben dies führt zu den von Ihnen beobachteten Symptomen! Diese, so unangenehm sie sein mögen, sind die gesunde Reaktion Ihres Körpers auf die unphysiologische Hyperventilation. Das Schlimmste, was dabei passieren kann, wenn Sie körperlich gesund sind und eine von zusätzlichen Risiken freie Umgebung (wo man nicht gegebenenfalls etwas benommen auf einen harten Gegenstand fallen kann) geschaffen haben, lässt sich unter „Restrisiko" subsumieren.

WIE FÜHLT SICH DAS AN?

Die Symptome der Angst empfindet jeder anders und unterschiedlich stark. Wie geht es Ihnen dabei?

	GAR NICHT	LEICHT	MITTEL	STARK
Ein Gefühl von Benommenheit, Unwirklichkeit und Schwindel	❑	❑	❑	❑
Taubheit oder Kribbelgefühle in den Fingern, Beinen, Lippen …	❑	❑	❑	❑
Schwächegefühl in den Muskeln	❑	❑	❑	❑
Muskelkrämpfe (bis hin zur „Pfötchenstellung" der Hände)	❑	❑	❑	❑
Herzrasen, Herzklopfen	❑	❑	❑	❑
Hitze oder Kälteschauer	❑	❑	❑	❑
Verschwommenes Sehen, Schwarzwerden oder Flimmern vor den Augen	❑	❑	❑	❑
Rauschen in den Ohren	❑	❑	❑	❑
Atemnot	❑	❑	❑	❑
Andere Symptome	❑	❑	❑	❑

MIT BEGLEITUNG: Hyperventilationsübungen und andere Expositionen allein durchzuführen, kann funktionieren. Es setzt Selbstüberwindung und Disziplin voraus. Wenn Ihnen dies alleine nicht gelingt, wenn es zu unangenehm wird und Sie abbrechen müssen, dann haben Sie erste Erfahrungen gesammelt, die Sie im Rahmen einer Psychotherapie gemeinsam mit einer Therapeutin reflektieren und dann mit professioneller Unterstützung erfolgreicher durchführen können.

Um die Zusammenhänge von Hyperventilation (die oft bei Angstattacken auftritt, dann aber oft als solche nicht bemerkt wird) und der Entstehung von Stress- und Angstsymptomen nachvollziehen zu können, reicht in der Regel eine intensive Hyperventilationsübung aus. Wenn sich entsprechende Symptome im Rahmen der nächsten Angstkonstellation einstellen, kann man auf diese Erfahrungen zurückgreifen und die Symptome wie alte Bekannte begrüßen. Darüber hinaus lässt sich mit Hyperventilation gut experimentieren. Folgende Fragen helfen dabei: Welche Symptome, die ich aus meinen Angstattacken kenne, lassen sich mit Hyperventilation provozieren? Wie habe ich diese Symptome im Rahmen von Angstzuständen bislang bewertet (siehe Seite 92) und wie bewerte ich sie jetzt, wo ich weiß, was ihnen zugrunde liegt?

Mit Hyperventilation lassen sich körperliche Symptome, so wie sie häufig in Zusammenhang mit Ängsten auftreten, einfach provozieren. Wenn für Sie relevante Angstsymptome nicht dabei sein sollten, bieten sich weitere Übungen an: Herzklopfen, Herzrasen und Schwitzen lassen sich beispielsweise durch 30 Kniebeugen, schnelles Treppensteigen oder auch Ergometer/Steppertraining provozieren. Schwindel- und Benommenheitsgefühle lassen sich durch eine Sitzübung, bei der man den Oberkörper beugt und den Kopf für etwa 30 Sekunden zwischen den Knien positioniert, oder auch dadurch, dass man sich stehend um die eigene Achse dreht (oder Ähnliches auf einem Drehstuhl exerziert) erreichen. Ängste vor einem Herzinfarkt werden nicht selten von in die Arme, konkret in den linken Arm, ausstrahlenden Schmerzen getriggert. Diesbezüglich kann man einen schweren Gegenstand, etwa ein zwei Kilogramm schweres Buch, eine Hantel oder anderes mit ausgestreckten Armen so lange vor sich halten (oder die Arme über dem Kopf halten), bis sich ein Kribbelgefühl einstellt.

Alle im Rahmen von Ängsten auftretenden Symptome sind zunächst einmal physiologisch normal. Auch wenn Sie dies noch nicht für Expositionen nutzen, haben Sie damit den (vermeintlichen) Feind ein Stück weit besser kennengelernt und sind weniger überrascht, wenn Ihnen entsprechende Phänomene wieder einmal in anderen Kontexten begegnen sollten. Je mehr Erfahrungen man diesbezüglich gesammelt hat, umso eher ist man in der Lage, ihnen dann mit kühlerem Kopf gegenüberzutreten. Und den braucht man in jedem Fall, wenn man sich in weitere Expositionsabenteuer begibt! Bevor Sie das jedoch machen, gilt es, sich mit dem größten Hindernis zu beschäftigen: den Vermeidungsstrategien.

Schritt II: Vermeidung vermeiden!

Vermeidung ist intuitiv die Hauptstrategie, um Ängste zu reduzieren. Damit Expositionen funktionieren, müssen Sie Ihre Vermeidungsstrategien unterlassen.

Hyperventilation wird dadurch zur Exposition, wenn dabei auftretende Ängste und Befürchtungen nicht relativiert werden, etwa: „Es ist ja nur eine Übung!" Bereits dieser Gedanke ist eine Vermeidungsstrategie. Hier wird es gleichwohl auch für Therapeuten heikel. Es geht nicht darum, dass Ihnen von außen irgendwelche belastenden oder schockierenden Gedanken eingeredet werden sollen. Exposition funktioniert nur, wenn sie von innen heraus, also von Ihnen kommt. Wenn Ihr Angstgedanke „es könnte ein Herzinfarkt sein" ist, dann bedeutet Exposition, diesem nicht zu widersprechen, sondern ihn existenziell ernst zu nehmen. Und das wörtlich und inhaltlich. Ihre Angst flüstert Ihnen keine Eventualitäten zu, sondern droht immerhin mit Ihrem körperlichen oder sozialen Tod. Die Herausforderung liegt darin, der Angst eben nicht zu widersprechen, sondern – soweit möglich – noch einen Schritt weiterzugehen, etwa indem man klar formuliert: „Ja, es könnte ein Infarkt sein! Dann ist es eben einer. Ich will und werde das in Kauf nehmen, um meine Freiheit wieder zu erlangen. Und wenn es sein muss, sterbe ich daran."

Entscheidend ist: In Expositionen geht es nicht darum, angstbesetzte, real nicht gefährliche, aber bislang aufgrund von Ängsten vermiedene Handlungen, irgendwie doch zu machen und die dabei auftretenden Ängste tapfer auszuhalten. Und auch nicht primär darum, die Erfahrung zu machen, dass in einem Fahrstuhl, angesichts einer Blindschleiche oder auch in einer sozialen Situation (zum Beispiel einen Vortrag halten) nichts Schlimmes passiert. Dass all dies per se nicht lebensgefährlich ist, wussten Sie von Anfang an.

Bei Expositionen geht es konkret darum, zu erleben, wie Angst intensiv bis maximal auftritt, um dann von alleine abzuklingen, auch wenn die Situation fortbesteht. Dazu muss die Situation klar definiert sein und lange genug bestehen, um solche Erfahrungen zu ermöglichen. Gleichzeitig dürfen nicht andere Mechanismen ins Spiel kommen, die die Angst verringern, also Mechanismen wie Beruhigungsmittel, aber eben auch Ablenkung und diverse Vermeidungsstrategien. Ansonsten passiert das, was wir angesichts des Angstkreislaufes bereits diskutiert haben: Der Körper bekommt die Möglichkeit, immer wieder Adrenalin nachzuproduzieren, mit dem Ergebnis, dass die Angst eben nicht abklingt. Wenn Expositionen nicht funktionieren, dann liegt das sehr oft an – als solches nicht erkannten oder heimlichen – Sicherheits- oder Vermeidungsstrategien. Darunter versteht man alle Verhaltensweisen, die dazu dienen, uns zu beruhigen und – wie auch immer – die Anspannung zu reduzieren.

Eine vermeintlich zwingende Logik

Um Vermeidungsstrategien zu verstehen, stellen Sie sich Folgendes vor: Ein Wanderer geht durch einen dunklen Wald. Dort trifft er einen Mann, der rhythmisch in die Hände klatscht. Nach einer höflichen Begrüßung stellt unser Wanderer die naheliegende Frage: „Warum klatschen Sie immer und immer wieder in die Hände?" Worauf der Klatschende antwortet: „Um Bären zu verscheuchen!" „Aber hier gibt es doch gar keine Bären", entgegnet der Wanderer erstaunt. „Eben, darum klatsche ich ja", belehrt ihn der Klatschende.

Was ist die Botschaft der Geschichte? Wie würde sich der klatschende Mann fühlen, wenn er mit dem Klatschen aufhören würde? Sie ahnen es: Er würde, ungeachtet der Frage, wie effektiv seine Maßnahme angesichts realer Bären wäre, massive Angst bekommen, weil er sein Sicherheitsverhalten aufgegeben hat und nun Bärenattacken befürchten muss. Sollte er also besser weiter klatschen!?

Damit Expositionen funktionieren, muss man seine Sicherheitsstrategien kennen. Nur dann kann man bewusst darauf verzichten. Bezogen auf unser Beispiel: Solange der Klatschende nicht realisiert, dass sein Klatschen nicht Bären verscheucht, sondern ein seine Ängste letztlich aufrechterhaltendes Sicherheitsverhalten ist, wird er nicht damit aufhören.

TÜCKISCHE SICHERHEIT: Vermeidung möglichst aller mit der jeweiligen Angst assoziierten Situationen oder Konstellationen ist die Maximalvariante einer Sicherheitsstrategie. Bei Agoraphobien oder sozialen Phobien führt Vermeidung kurzfristig zur ultimativen Entspannung, langfristig aber in eine Sackgasse.

Darüber hinaus gibt es zahlreiche Strategien zur Angst-Anspannungs-Reduktion, die zum Einsatz kommen, wenn sich Angstkonstellationen nicht vermeiden lassen. Diese können recht komplex und oftmals derart versteckt sein, dass sie selbst den Betroffenen nicht bewusst sind. Relativ offenkundig sind zur Angst-Anspannungs-Reduktion eingesetzte, vermeintlich oder auch real wirksame Hilfsmittel, die man idealerweise immer dabeihat, etwa ein Handy, um den Notarzt anrufen zu können, Beruhigungstabletten („wenn die Angst kommt, dann habe ich etwas, womit ich …") oder auch Glücksbringer aller Art, auf deren Wirkung man hofft. Grundsätzlich wäre dagegen nichts einzuwenden, problematisch wird es, wenn sich Betroffene ohne entsprechende Mittel oder Objekte massiv unwohl fühlen oder sich beispielsweise nicht mehr trauen, aus dem Haus zu gehen. Auch problematische Methoden, etwa Alkohol trinken oder Drogen nehmen, werden nicht selten zur Angst-Anspannungs-Reduktion eingesetzt.

Ein weites Feld sind eher subtile Verhaltensstrategien. Einige davon, etwa Kaugummi kauen, Zigarette rauchen, etwas essen, trinken oder mit dem Schlüssel in der Tasche spielen sind als solche noch recht offensichtlich. Andere von Angst ablenkende Möglichkeiten können selbst erfahrenen Therapeuten verborgen bleiben. Beispiele sind etwa: schnell und ohne Unterbrechung reden, auf andere Gefühlsebenen wechseln (anstelle der Angst wird man plötzlich wütend und schimpft), zu Boden schauen, sich wegdrehen. All dies dient dazu, Angst nicht so intensiv wahrzunehmen und, so gut es geht, in der jeweiligen Situation die Handlungsfähigkeit aufrechtzuerhalten. Am schwierigsten sind Strategien, die man von außen gar nicht bemerken kann, weil sie sich nur in den Gedanken der betreffenden Person abspielen: Irgendetwas zählen oder sich formelhaft immer wieder aufsagen, zum Beispiel, dass nichts passieren wird.

Ein Fallbeispiel: Exposition in der Eisenbahn

Als junger Therapeut durfte ich einen Mann, der unter einer Klaustrophobie litt, bei einer Exposition begleiten. Er hatte maximale Angst davor, in einem vollen Zug zu sitzen. Also eingesperrt zu sein, ohne die Chance, die Situation zu verlassen. Er befürchtete, in solchen Situationen nicht mehr atmen zu können und ersticken zu müssen. In der Exposition sollte dieser Patient „voll in die Angst kommen", um zu erleben, dass die Angst spontan abklingt. Soweit die Theorie. Wir saßen uns nun schräg gegenüber in einem Zugabteil und fuhren von Prien in Richtung München. Die ganze Zeit, fast eine Stunde, blieb mein Patient – entgegen allen Erwartungen – auffallend ruhig. Er versuchte zunächst, mich in ein Gespräch zu verwickeln, was ich nutzte, ihn darauf hinzuweisen, wie voll der Zug ist und dass man die Notbremse ziehen müsse, um aussteigen zu können. Anschließend schaute der Patient dann nur noch aus dem Fenster und schien, je näher wir dem Ziel kamen, entspannter zu werden. Am Münchner Ostbahnhof ausgestiegen, sagte er: „Das wäre geschafft!"

Was war passiert? Eine Wunderheilung? Leider nicht. Der Patient hatte die Masten, an denen die Hochspannungsleitungen aufgehängt sind, gezählt, wobei er mehrfach durcheinandergekommen war und jeweils wieder von vorne mit dem Zählen angefangen hatte. Auf diese Weise, indem er nicht darauf achtete, wie voll und eng das Zugabteil war, konnte er weitgehend ausblenden, wo er sich befand. Dass sein Aus-dem-Fenster-Schauen und Zählen mehr bedeutete, als „etwas gegen die Langeweile zu tun“, wurde ihm erst nach längeren Überlegungen klar. Formal machte er eine Exposition, inhaltlich tat er alles, um eben das zu vermeiden.

Niemand, der eine Angstproblematik lösen will, kommt daran vorbei, seine Vermeidungsstrategien zu identifizieren, die Karten auf den Tisch zu legen und bewusst darauf zu verzichten, sie auszuspielen. Vermeidungsstrategien sind kurzfristig attraktiv und wirksam. So gesehen haben sie Ähnlichkeit mit Drogen. Vermeidung lässt sich mit einem großen Glas Rotwein vergleichen, zunächst geht es einem damit gut, auch deshalb, weil man von alledem, was um einen herum passiert, weniger mitbekommt. Wenn man diese Strategie regelmäßig anwendet, von den sonstigen Folgen abgesehen, verlernt man, mit den vermiedenen Situationen angemessen umgehen zu können. Langfristig besteht die Gefahr, sich an die Vermeidung und auch an den Rotwein zu gewöhnen.

IHRE PERSÖNLICHEN STRATEGIEN: Welche Sicherheitsstrategien kennen Sie? Welche sind Teil Ihres Programms? Hilfsmittel zur Beruhigung (nie ohne Smartphone aus dem Haus gehen, Beruhigungstabletten in der Tasche haben usw.), Angst und Anspannung reduzierende Verhaltensweisen, entweder auf Ebene des von außen beobachtbaren Verhaltens oder auf Ebene der Gedanken. Überlegen Sie und notieren Sie sich, was davon auf Sie zutrifft.

Wenn sich bei Ihren Expositionen, angesichts dessen, was Ihnen eigentlich massive Angst machen müsste, keine Ängste einstellen, ist es unvermeidlich, sich die Fragen nach offenen und auch nach bislang verborgenen Vermeidungsstrategien zu stellen. Und immer daran denken: Niemand zwingt Sie in irgendwelche Ängste hinein! Sie machen es freiwillig, weil es die einfachste und wirksamste Möglichkeit ist, langfristig Ängste zu reduzieren und seine Lebensqualität zu erhöhen. Weil Vermeidungsstrategien hartnäckig sein können, bleibt Ihnen nur, mindestens genauso hartnäckig zu sein.

VERPFLICHTEN SIE SICH SELBST!

Blicken Sie Ihren Vermeidungsstrategien direkt ins Gesicht und verpflichten Sie sich selbst, darauf zu verzichten. Das erhöht die Erfolgsaussichten entscheidend!

MEINE BEVORZUGTEN VERMEIDUNGSSTRATEGIEN

Systematische Vermeidung von Situationen:

____

____

Hilfsmittel zur Angst-Anspannungs-Reduktion:

____

____

Strategien (Verhalten/Gedankenebene) zur Angst-Anspannungs-Reduktion:

____

____

SELBSTVERPFLICHTUNG

Um mit meinen Ängsten einen angemessenen, entspannten Umgang erlernen zu können, ist es erforderlich, meine Angstvermeidungsstrategien offenzulegen. Hiermit verpflichte ich mich – mir selbst gegenüber – feierlich und verbindlich, die zuvor aufgeführten Strategien im Rahmen der Expositionen zu unterlassen und meine Aufmerksamkeit voll der Angst und den damit einhergehenden Symptomen zu widmen. Sollten mir weitere, mir bis dahin noch unbekannte Strategien auffallen, werde ich sie in die Liste aufnehmen und bei der nächsten Exposition berücksichtigen.

____

Datum, Unterschrift

Schritt III: Von der Planung zum Erfolg

Nachdem Sie wissen, worum es bei der Exposition geht, sollten Sie sich an die Durchführung heranwagen.

Wenn Sie dieses Buch bis zu dieser Stelle nicht nur gelesen haben, sondern auch den Mut hatten, die Fragen zu bearbeiten und die Übungen zu machen, müsste Ihnen nun inhaltlich alles bekannt und klar sein, was man für erfolgreiche Expositionen braucht. Dieses Kapitel beschäftigt sich, ungeachtet der verschiedenen Angstdiagnosen, grundsätzlich mit dem Thema. Das ist beabsichtigt: Die Dynamik von unangemessenen, Lebensqualität raubenden, im Rahmen von Angststörungen auftretenden Ängsten ist sich letztlich so ähnlich, dass akademische Diskussionen darüber, ob eine Problematik eher dieser oder einer anderen diagnostischen Kategorie zugeordnet werden sollte, zunächst einmal nicht entscheidend sind.

An dieser Stelle ein kleiner Schlenker, der zeigt, wie wichtig das Thema Angst ist. Angst ist nämlich nicht nur „eine Katastrophe", sondern auch ein „big business". Angst garantiert Aufmerksamkeit, deshalb warnen „Experten" in den Medien so häufig vor irgendetwas. Angst kann auch viel Spaß machen. Nicht nur Hollywood und andere Filmproduzenten, die die Nachfrage nach ihren Produkten mit einer angemessenen Portion Grusel anheizen, sondern auch Betreiber von Geisterbahnen und Achterbahnen wissen das. Physiologisch gesehen ist das, was man in einer Achterbahn, in dem Moment, in dem sie in Fallgeschwindigkeit nach unten zu sausen beginnt, erlebt, identisch mit dem, was bei einer Panikattacke passiert. Es gibt nur zwei Unterschiede: Achterbahnfahrer begegnen ihrer Angst offensiv, auf Augenhöhe im Expositionsmodus und sie zahlen dafür einen stolzen Preis. Panikbetroffene bekommen den Kick gratis, sobald sie aus dem Vermeidungs- in den Expositionsmodus wechseln. Wenn das kein Angebot ist?!

Expositionen kann man durchaus alleine machen. Prominentes Beispiel: Goethe, der seine Höhenangst überwand, indem er wiederholt auf den Turm des Straßburger Münsters stieg. Aber Expositionen sind kein Spaziergang, sondern ein entschlossenes „trotz allem" und „durch die Angst hindurch". Wer sich das alleine nicht zutraut, sollte besser nicht halbherzig mit Expositionen beginnen, sondern zunächst einmal weiter an Voraussetzungen dafür arbeiten, was mit einer versierten Therapeutin höhere Erfolgsaussichten hat.

Ob allein oder mit therapeutischer Unterstützung: Wo und wie sollte man beginnen? Erste Erfahrungen sammelt man üblicherweise bei Hyperventilations- und ähnlichen Übungen (siehe Seite 113). Als Nächstes verschafft man sich einen Überblick über seine individuellen Angstsituationen und erstellt eine Angsthierarchie. Wenn man davon ausgeht, dass 0 = gar keine Angst und 10 = maximal vorstellbare Angst bedeutet: Schreiben Sie auf, an welcher Stelle dieses Spektrums Sie die Ihnen aufgrund der Angst nur noch schwer oder gar nicht mehr möglichen Handlungen verorten. Bei einer typischen Panikstörung mit Agoraphobie könnte dann zum Beispiel „in Begleitung in einem Großraumwagen fahren" mit 5 bis 6 und „alleine in einem engen Aufzug fahren" mit 9 bis 10 eingeschätzt werden. Nachdem es diesbezüglich so viele Möglichkeiten wie unter Ängsten leidende Menschen gibt, kann dieses Spektrum hier nur anhand von Fallbeispielen aufgezeigt werden. Dabei gilt grundsätzlich: Alle Einschätzungen dieser Art entsprechen ausschließlich dem subjektiven Erleben der Betroffenen. Es gibt keine mathematische oder sonstige Logik, kein richtig und falsch.

Schauen wir uns das Beispiel von Helga an. Sie ist 52 Jahre alt und leidet seit mehr als zwei Jahren unter mindestens zwei Panikattacken in der Woche. Diese beziehen sich immer auf ihre größte Angst: genauso einen Herzinfarkt zu erleben, wie ihre Mutter. Sie sieht sich dann bereits im Notarztwagen und anschließend auf der Intensivstation, an Schläuche angeschlossen. Helgas Angsthierarchie sieht wie folgt aus: Die Angst, schnell die Treppe rauflaufen und den Herzschlag zu spüren, liegt bei einer 3, allein durch den Wald laufen mit der Vorstellung, genau dann einen Herzinfarkt zu bekommen, bei einer 5. Fehlen dabei Smartphone und Beruhigungstablette als Sicherheitsstrategie, sind wir bereits bei 8 und landen bei 9 bis 10, wenn Helga daran denkt, ein Krankenhaus zu besuchen und auf einer Station zu sein, auf der sich Menschen befinden, die einen Herzinfarkt erlitten haben.

Stefan, ein 24-jähriger Jurastudent, ist seit zwei Jahren aufgrund einer sozialen Phobie nicht mehr in der Universität gewesen. Vor allem Referate machen ihm zu schaffen, er beginnt zu schwitzen und hat Angst, dass jeder seine Nervosität bemerkt und ihn peinlich findet. Stefans Angsthierarchie liegt, allein in der Wohnung auf dem Sofa zu sitzen, bei 0. Im Supermarkt mit der Kassiererin sprechen zu müssen, bewertet er als eine 3. Wenn er einen Mitstudenten auf der anderen Straßenseite sieht, ist das eine 5, während die Teilnahme an einem Uniseminar bereits bei 8 liegt. Ein Referat zu halten, bedeutet für ihn mit 10 die maximale Angst.

Expositionen bei welchem Angstniveau?

Angsthierarchien geben einen guten Überblick über relevante Angstkonstellationen. Doch auf welchem Angstniveau sollte man idealerweise mit den Expositionen beginnen? Da sind sich selbst Fachleute nicht einig. Zumeist wird empfohlen, mit einer im mittleren Bereich liegenden Konstellation anzufangen. Im Fall von Helga wäre das zum Beispiel alleine (mit Handy) durch den Wald zu laufen; im Fall von Stefan Spaziergänge in der Nähe der Universität zu machen. Ein solches Vorgehen ist nicht unproblematisch, zumal dann nicht, wenn dabei implizit davon ausgegangen wird, dass die betreffende Person eine höherrangige Exposition „nicht überleben" würde beziehungsweise dass diese für sie nicht zumutbar sei. Nachdem sich Expositionen bei unangemessenen Ängsten ausschließlich, abgesehen vom Restrisiko, auf real ungefährliche Situationen beziehen, könnte eben dieser Eindruck entstehen. Da das Ziel von Expositionen ist, in die maximale Angst zu kommen, wäre das inkonsequent und sogar kontraproduktiv. Mit Blick auf die Generalisierung ist es günstig, mit hochrangigeren Expositionen zu beginnen: Schließlich geht es weniger um die Bewältigung einer einzelner Exposition, als darum, im normalen Leben besser zurechtzukommen. Wenn man auf der Skala hochrangige Situationen gut bewältigt hat, dann können die in der Hierarchie darunter liegenden fast zum Spaziergang werden.

Unabhängig davon sollte ein entscheidendes Kriterium sein, dass sich die betreffenden Angstsituationen hinreichend kontrollieren und dosieren lassen. Man muss sich solange darin aufhalten können, bis die Angst abgeklungen ist. Was Helga und das Laufen durch den Wald anbelangt, müsste man sich die Strecke anschauen, die sie nehmen will. Eine Exposition mit Sicherheitsstrategien (Handy und Beruhigungstablette) ist wenig sinnvoll. Sollte Helgas Anspannung nach einiger Zeit abklingen, dann könnte sie das als Bestätigung ihres Sicherheitsverhaltens interpretieren: „Nur weil ich Handy und die Tablette dabei hatte, habe ich es geschafft!" Helga hätte sich überwunden, sich Ängsten gestellt, und wäre letztlich doch nicht wirklich erfolgreich gewesen. Eine Exposition, in der auf Sicherheitsmaßnahmen verzichtet wird, wäre deshalb besser und konsequenter. Im Fall von Stefan ist der in seiner Angsthierarchie mittige Punkt, quasi zufällig auf Distanz einem Mitstudenten zu begegnen, was sich offenkundig weder kontrollieren noch dosieren lässt. Selbst wenn ihm ein Mitstudent begegnen sollte, dann dauert dies üblicherweise nur wenige Augenblicke, was viel zu kurz ist, um anflutende Ängste abklingen zu lassen. Wenn der andere Student dann bereits aus Stefans Gesichtsfeld verschwunden ist, ergäbe dies die fatale Botschaft: Sobald ich wieder alleine bin, ist die Angst weg! Besser kontrollierbar wäre es zum Beispiel, wenn sich Stefan in der Unibibliothek in einen Raum begibt, in dem er Mitstudenten längere Zeit sozusagen gegenübersitzen kann (ohne dass gleich weitergehende Interaktionen nötig sind).

Also: Kontrollierbarkeit der Situation und Verzicht auf Sicherheitsstrategien sind mitentscheidend dafür, dass Expositionen gelingen. Zusammenfassend sind folgende Punkte bei der Planung von Expositionen wichtig:

1 VOLLE AUFMERKSAMKEIT: Exposition macht man nicht im Vorübergehen, sondern mit genügend Zeit und im vollen Bewusstsein dessen, dass man die Ängste kommen lassen will. Es ist hilfreich, einen Leitsatz vorzubereiten, der das, was am meisten befürchtet wird, offensiv auf den Punkt bringt, etwa: „Dann werde ich eben ohnmächtig!", „Wenn ich einen Herzinfarkt bekommen soll, dann bekomme ich ihn!", „Wenn ich ersticken soll, dann ersticke ich eben."

2 PRÄSENT SEIN: Sich auf eine Exposition einzulassen bedeutet, in der betreffenden Situation im Hier und Jetzt zu sein. Beobachten Sie so genau wie möglich, was in der Welt um Sie herum passiert und wie Ihr Körper reagiert (aber Vorsicht: Nutzen Sie das nicht als Vermeidungsstrategie!).

3 KEINE AUSREDEN: Jeder Versuch, sich zu beruhigen – wozu auch Gedanken wie „in einer halben Stunde ist es vorbei" oder „es ist ja nur eine Expo" zählen – oder Ängste zu unterdrücken, führt dazu, dass die Exposition sehr lange dauern kann und dann die Gefahr besteht, dass sie frustrierend endet. Wenn Ihnen Vermeidungsgedanken auffallen, dann kann der Leitsatz, mit dem Sie in die Exposition gegangen sind (siehe Punkt 1), hilfreich sein, wieder auf das richtige Gleis zu kommen.

4 DABEIBLEIBEN: Wenn sich das Gefühl einstellen sollte, dass die Situation für Sie absolut unerträglich geworden und Flucht die einzig angemessene Konsequenz ist, ist das keine Katastrophe, sondern genau der Punkt, auf den Expositionen hin angelegt sind. Sie sind also fast am Ziel, zumal dann, wenn Sie in der Situation bleiben! Wie lautet Ihr Leitsatz? Wenn das alles nicht möglich zu sein scheint, versuchen Sie, zumindest noch ein wenig länger in der Situation zu bleiben. Beobachten Sie, was sich nun in Ihrem Körper ereignet, und vergleichen Sie es mit dem, was Sie aus den Hyperventilationsübungen kennen.

5 ERFOLG GENIESSEN: Verlassen Sie die Situation erst, wenn die Angst zunächst hoch war und dann deutlich nachgelassen hat. Das Gefühl des „deutlichen Nachlassens" ist meist so prägnant, dass man es als solches, als eine Art kategorischer Entspannung, nicht übersehen kann. Wenn nötig, könnten Sie nun unendlich lange in der ursprünglich angstbesetzten Situation bleiben. Genießen Sie dieses schwer zu beschreibende Gefühl der Erleichterung! Weitere Belohnungen sind darüber hinaus eigentlich überflüssig. Es bleibt mir nur, Ihnen zu dieser Leistung herzlich zu gratulieren!

Wenn sich die Angst, obwohl es genau die Situation ist, die Ihnen sonst maximale Angst macht, nicht einstellen will, dann ist es auch gut! Entweder haben Sie dann noch heimliche Vermeidungsstrategien parat oder aber: Ihre Angst, die genauso intelligent und autonom wie Sie ist, lässt sich eben nicht gerne zu etwas drängen. Falls dem so sein sollte, dann ist es eben so – und Sie haben zumindest die Erfahrung gemacht, dass die betreffende Situation ungefährlich ist. Wollen Sie sich zukünftig wirklich von einer Angst, die sich in Situationen versteckt, in der sie sonst ihre Klauen ausgefahren hat, noch nachhaltig beeindrucken lassen? Es wird Zeit, mit Ihrer Angst ein paar offene Worte zu reden.

DIE EXPOSITION VORBEREITEN

Folgende Punkte frühzeitig zu beachten, erhöht die Erfolgsaussichten von Expositionen deutlich!

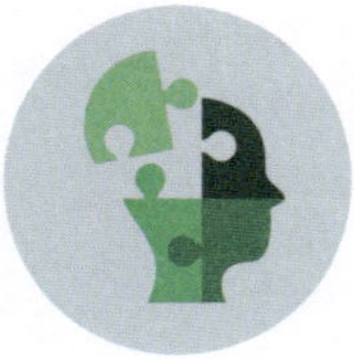

Vorbereitung

- Angstfokus identifizieren (zumindest mittlere Stärke der Angst)
- Expositionsabläufe klären und eine Situation wählen, in der das Abklingen der Angst beobachtet werden kann

Risikoabwägung

- keine vital gefährlichen Situationen
- Restrisiko wird bewusst akzeptiert

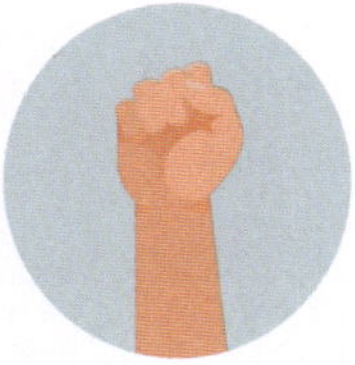

Motivation

- Ich mache die Exposition nur für mich!
- Die Überwindung der Ängste hat langfristig mehr Vor- als Nachteile.
- Ich will die Exposition nicht überstehen, sondern voll in die Angst!

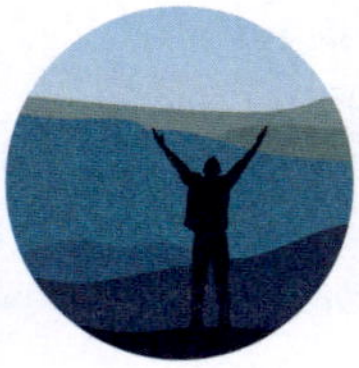

Fundament

- Expositionen sind immer auch ein Selbstwertthema. Ängste bewältigt zu haben, erhöht den Selbstwert – mit allen Konsequenzen.

Der Traum von der stressfreien Phobie-Heilung

Das klingt alles furchtbar anstrengend? Sollte es nicht doch elegantere, weniger stressige, vielleicht sogar sanfte Methoden geben, um Ängste loszuwerden? Historisch gesehen war die „systematische Sensibilisierung" die erste zur Behandlung von Phobien entwickelte Strategie. Ausgangspunkt waren Experimente, in denen Katzen durch Elektroschocks Schmerzen zugefügt wurden. Das führte dazu, dass diese Tiere bereits dann, wenn sie die Elektroschock-Spezialkäfige mit einigen Metern Abstand sahen, Zeichen von Angst und Unruhe zeigten. Joseph Wolpe (1915–1997), der Versuchsleiter dieser wenig tierfreundlichen Experimente, hatte zuvor beobachtet, dass Katzen beim Fressen entspannen und ruhig werden. Als er nach und nach den Spezialkäfig dem Käfig annäherte, in dem die Katzen gefüttert wurden, reduzierten sich deren Angstreaktionen. Professor Wolpe hatte das „Prinzip der reziproken Hemmung" entdeckt. Wenn man ängstliche Lebewesen in einen entspannten, mit der Angst unvereinbaren Zustand bringt, und sie Schritt für Schritt mit dem, was ihnen Angst macht, konfrontiert, lassen sich auf diese Weise Angst und Angstreaktionen abtrainieren. Nun kann man unter Phobien leidende Menschen nicht immer genussvoll essen lassen und ihnen dann eine Schlange oder Spinne auf das andere Ende des Tisches legen. Professor Wolpe fand eine andere Methode, um Entspannung herbeizuführen: die progressive Muskelentspannung. Dieses Verfahren, in dem es darum geht, zunächst bestimmte Muskelpartien bewusst anzuspannen, um anschließend der sich einstellenden Entspannung nachzuspüren, hatte wenige Jahre zuvor der amerikanische Arzt Edmund Jacobson (1888–1983) entwickelt.

STRESS REDUZIEREN: Die progressive Muskelentspannung nach Jacobson zielt darauf ab, in fünf Phasen für Entspannung in verschiedenen Muskelgruppen zu sorgen. Nachdem man eine entspannte Grundhaltung wie etwa den Kutschersitz eingenommen hat, werden folgende Phasen durchlaufen: Hinspüren, Anspannen, Spannung halten, Loslassen und Nachspüren.

Systematische Desensibilisierung funktioniert – theoretisch – wie folgt: Der Patient erarbeitet zunächst eine Angsthierarchie. Über

Schlangen zu reden, entspricht beispielsweise einem gerade noch niedrigen bis mittleren Angstniveau. Die Umrisszeichnung einer Schlange provoziert ein mittleres, die Betrachtung eines Schlangen-Farbfotos ein mittleres bis hohes Angstlevel. Eine reale Schlange in einigen Metern Entfernung ist für den Patienten maximal angstauslösend. Ausgehend davon startet die systematische Desensibilisierung mit Entspannungsübungen. Ist Entspannung eingetreten, beginnt die Therapeutin, über Schlangen zu reden und zählt zum Beispiel verschiedene Schlangenarten mit ihren Merkmalen auf. Sobald der Patient bei sich erhöhte Angstanspannung bemerkt, hebt er eine Hand, womit die Konfrontation beendet und wieder eine Entspannungsübung gemacht wird. Nach und nach reduzieren sich so die von den niedrigeren Stimuli hervorgerufenen Angstreaktionen. Die Übungen werden dann mit den nächsthöheren Stimuli weitergeführt – so lange, bis der Patient geheilt ist.

Diese sehr aufwendige Technik, auch wenn sie in der Praxis schon seit Langem kaum noch durchgeführt wird, ist berühmt und lässt sich in jedem Psychotherapie-Lehrbuch nachlesen. Theoretisch ist Desensibilisierung absolut logisch. Leider stimmt die Theorie nicht. Wenn man den Stress von Patienten etwa anhand der Pulsfrequenz misst, steigt dieser erwartungsgemäß bei der Konfrontation. Im Sinne der Theorie müssten die Patienten mit der geringsten Stressreaktion den besten Therapieverlauf haben. Leider ist es umgekehrt: Je gestresster ein Patient während der Konfrontationen reagierte, umso besser sind Verlauf und Ergebnis. Das heißt: Entspannung ist für die Heilung der Phobie weniger wichtig als der – vom Patienten ausgehaltene beziehungsweise überwundene – Angststress! Die systematische Desensibilisierung funktioniert somit letztlich ganz ähnlich wie eine Exposition, denn das Entscheidende bleibt die Konfrontation mit dem höheren Stresslevel. Also: Wo (schonungsvolle) Desensibilisierung draufsteht, da ist letztlich auch Exposition drin! Wenn also niemand, der seine Ängste bewältigen will, an Expositionen vorbeikommt, warum dann nicht gleich das Original? Man gewinnt nicht durch unangemessene Ängste beeinträchtigte Lebenszeit und erhebliche Lebensqualität.

ALTERNATIVEN IM UMGANG MIT ÄNGSTEN

Ängsten kann man – ergänzend zu Expositionen – auf verschiedenen Wegen begegnen: von Entspannung und Achtsamkeit bis zu Medikamenten.

Entspannung, dagegen spricht fast nichts

Auch Entspannungsübungen können gegen Angst helfen. Damit das funktioniert, gibt es ein paar Dinge zu beachten.

Die im vorhergehenden Kapitel vermittelten Strategien entsprechen weitgehend dem Repertoire der kognitiven Verhaltenstherapie. Diese versucht, auf Augenhöhe mit den Betroffenen, Erkenntnisse aus der psychologischen Grundlagenforschung praktisch umzusetzen. Im Hinblick auf Angststörungen sind dies die wirksamsten Verfahren, zahlreiche Studien belegen das. Gleichwohl ist die kognitive Verhaltenstherapie weder alternativlos noch unumstritten. Sie hat mitunter das Image, Betroffene wie Versuchstiere zu behandeln und sich nicht um ihre individuelle Persönlichkeit und Biografie zu kümmern. Mir bleibt nur zu hoffen, dieses Image auch im Rahmen dieses Buches korrigiert zu haben.

Darüber, ob es ein Vor- oder Nachteil kognitiv-verhaltenstherapeutischer Verfahren ist, unter Berücksichtigung der individuellen Gegebenheiten, möglichst direkt und effektiv Probleme anzugehen, lässt sich streiten. Dass nicht wenige Betroffene genug von Angst und Stress haben und sanfteren Methoden den Vorzug geben, ist eine Tatsache, der – soweit mit der Realität vereinbar – Rechnung zu tragen ist. Psychologisch gesehen ist ein Baustein dieser Realität, dass „keine Angst zu haben" voraussetzt, sich jeweils anstehenden Belastungen gewachsen zu fühlen und mit den in unserem Leben immanenten Restrisiken, sobald man sie nicht mehr naiv ausblenden kann, einen adäquaten Umgang zu pflegen.

Da es den Weg zurück in die Naivität – genauso wie den Weg zurück in die Kindheit – nicht gibt, bleibt uns nur, uns der Aufgabe zu stellen, einen für uns tragfähigen Modus im Umgang mit Restrisiken zu finden (zum Beispiel im Sinne von Achtsamkeit und Weisheitstherapie) und, wenn nötig, unsere Kompetenzen im Umgang mit Stressoren und Stress zu erweitern. Einen einfachen und gesunden Ausweg aus diesen selbstverantwortlich zu bewältigenden Lebensthemen gibt es nicht. Für niemanden. Selbst dann, wenn man sich als krank und davon überfordert erlebt und diese Aufgabe und Verantwortung an andere Menschen, die Familie, an Ärzte oder Therapeuten abgibt, fällt sie, spätestens nach der Genesung, wieder auf einen selbst zurück. Dieser Umstand erschwert die Behandlung und Heilung von Angststörungen mitunter erheblich.

SICH ENTSPANNEN ZU KÖNNEN, ist zweifellos wichtig, zumal in unserer stressigen Welt. Wer Entspannungstechniken wie die Progressive Muskelentspannung oder das autogene Training noch nicht gelernt hat, dem sei ein entsprechender Kurs (oder alternativ ein zumeist weniger intensives Selbststudium) empfohlen. Viele Krankenkassen übernehmen hier auch die Kosten.

Einfach einsetzbare, kurzfristig Entspannung induzierende Verfahren werden auch im Rahmen der Atemtherapie vermittelt, wobei das „bewusste tiefe Ein- und Durchatmen" zu den bekanntesten Übungen dieser Art gehören dürfte. Trotz aller erlernbaren, logistisch ausgefeilten Techniken: Letztlich ist Entspannung eine individuelle Angelegenheit. Auch ohne es bewusst anzustreben, entwickelt jeder Mensch selbst mehr oder weniger effektive und den jeweiligen Situationen angemessene Entspannungstechniken, vom Fernsehen über bewusste Erinnerungen an positive Erlebnisse (zum Beispiel Tagträume vom Urlaub), von Sport über Tanzen bis zum Musik hören und Musizieren, vom „eine Zigarette rauchen" bis zum Alkohol. Sein diesbezügliches Spektrum zu reflektieren und eventuell zu optimieren, kann hilfreich sein.

Langfristig Strategien parat zu haben und anzuwenden, die es einem ermöglichen, möglichst entspannt durch den Alltag zu kommen, ist heute essenzieller Bestandteil der Professionalität letztlich jeder Tätigkeit. Indem ich kompetent meine Grundanspannung reduziere, sinkt als willkommener Nebeneffekt die Wahrscheinlichkeit, dass Angstzustände auftreten. Gegen akute übermäßige Ängste helfen Entspannungstechniken nur bedingt. Zum einen deshalb, weil man sich in gefühlt existenziell bedrohten Situationen kaum substanziell entspannen kann. Zum anderen lassen sich eskalierte Angstreaktionen zwar mit Entspannungstechniken ein Stück herunterfahren („Tief durchatmen!"), was kurzfristig als Entlastung erlebt wird und gleichzeitig dazu führt, dass der Körper die Möglichkeit erhält, Noradrenalin nachzuladen (siehe Seite 28). Eben dies verhindert dann einen kategorischen und schnellen Abfall der Angst und erhöht die Wahrscheinlichkeit, dass sich Angststörungen als solche etablieren. Die Vorstellung, dass sich die Angst ohne entsprechendes „dagegen arbeiten" nicht aushalten ließe, lässt Angstreaktionen erheblich gefährlicher erscheinen, als sie in Wirklichkeit sind, was die Angst gewissermaßen freut und die Selbstwirksamkeit der Betroffenen untergräbt.

Im Kontext mit akuter Angst angewendete Entspannungsstrategien werden zwar in dem Moment als hilfreich erlebt, führen aber dazu, dass Angstzustände länger anhalten und sich die Betroffenen Ängsten gegenüber als hilflos erleben. Abgesehen von solchen Konstellationen, kann nur empfohlen werden, sich ein Spektrum an Strategien zu erarbeiten, um trotz diverser Stressoren im Alltag hinreichend entspannt zu bleiben und sein Leben, im Rahmen der Wellen, die es ausmachen, genießen zu können.

Entspannt mit autogenem Training

Das autogene Training (vom griechischen αὐτός – selbst und γένεσις,– Genese, Entstehung) wurde vom Berliner Psychiater Johannes Heinrich Schulz (1884–1970) entwickelt. Ausgehend von der Hypnose leitete er eine Form der Selbsthypnose ab, mit dem Ziel der „konzentrativen Selbstentspannung". Mittels der eigenen Vorstellungskraft wird es dabei möglich, Einfluss auf Funktionen des vegetativen Nervensystems zu nehmen, Muskelgruppen zu entspannen und nicht zuletzt auch deren Durchblutung zu beeinflussen. Letzteres geht dann mit dem Gefühl „warm und schwer" einher. Mit kurzen Formeln werden diese entsprechenden Aspekte geübt, mit dem Ziel, die mit Entspannung verbundenen Phänomene auch in Stresssituationen abrufen zu können.

Jedes Training beginnt mit dem Einnehmen einer entspannten Haltung (im Liegen oder Sitzen) und Ruhe-Formeln („Ich bin ganz ruhig."). Es folgen dann, quasi von Kopf bis Fuß den Körper durchwandernd, Instruktionen zur Schwere (zum Beispiel „Der Arm ... ist ganz schwer.") und Wärme („Der Arm ... ist ganz warm."). Anschließend wechselt der Fokus auf die Atmung („ruhig und gleichmäßig"), auf den Bauch (beziehungsweise das darin liegende Zentrum des vegetativen Nervensystems, das „Sonnengeflecht") und das Herz („Das Herz schlägt ruhig und kräftig."). Mit Instruktionen („Die Stirn ist angenehm kühl.") wird dann, im Sinne der ursprünglichen Konzepte, der Durchgang beendet. Diese Übungen werden mehrfach wiederholt, idealerweise wird dreimal am Tag trainiert.

Die hier skizzierte Grundstufe des Trainings fokussiert auf das vegetative Nervensystem, aufbauend darauf geht es in einer Mittelstufe darum, Einfluss auf Organfunktionen zu nehmen. In der Oberstufe sollen dann unbewusste Bereiche erschlossen werden. Abweichend von ursprünglichen Konzepten können Bausteine der Grundstufe im Alltag eingesetzt werden, um Distanz zu ansonsten automatisch ablaufenden Stress- und Angstreaktionen zu gewinnen, und zudem als Strategien, mit denen entsprechende Reaktionen deeskalierend beeinflusst werden können. Dazu reichen oftmals, hinreichend Übung vorausgesetzt, wenige zentrale Elemente aus.

Ängste sind nur Gedanken und Gefühle

Achtsamkeit ist ein Megatrend. Tatsächlich kann sie auch auf Angst und Ängstlichkeit einen positiven Einfluss haben.

Wir leben in einer sehr hektischen und unsicheren Zeit, in der keiner wirklich weiß, wohin die Reise geht, und vielfältige Bedrohungen unübersehbar werden. Vor diesem Hintergrund ist es kein Zufall, dass Achtsamkeit, eine aus der buddhistischen Praxis abgeleitete Perspektive dem Leben gegenüber, in den vergangenen Jahren zunehmend populärer wurde.

Achtsamkeit bietet sich als philosophisch fundierte, gleichwohl lebenspraktische Alternative zu einer auf unbegrenzte Erhöhung von

Geschwindigkeit und Leistung ausgerichteten Gegenwart an. Beim Praktizieren von Achtsamkeit ist der Aspekt des „im Hier und Jetzt sein" zentral – was erst einmal einfach klingt, aber unendlich schwer bis fast unmöglich ist.

Was passiert, wenn man eben dies „im Hier und Jetzt sein" im Rahmen von Achtsamkeitsübungen versucht? Zum Beispiel, wenn man sich an einen ruhigen Ort setzt, die Augen schließt und ausschließlich darauf achtet, was in eben jenem Moment im eigenen Inneren vorgeht? Für den Fall, dass Sie noch keine Erfahrung mit Achtsamkeitsübungen haben, probieren Sie es bitte aus! Möglichst ohne jede weitergehende Erwartung an sich selbst. Es geht weder darum, sich zu entspannen, noch darum, sich gut zu fühlen. Das ist wichtig zu verstehen. Alle Gedanken und Gefühle, auch Ängste, dürfen kommen und da sein. Es geht im Sinne der Achtsamkeit zunächst einmal nur darum, die Gedanken und Gefühle, die sich einstellen, wie von oben zu beobachten und sie kommen und gehen zu lassen.

Wenn man eine solche Übung macht, kann man zunächst beobachten, wie die Situation, aus der man gerade kommt, nachklingt. Andere Gedanken schleichen sich quasi aus dem Nichts heraus ein, werden konkreter, greifbarer, um dann, wenn man sich nicht darauf einlässt, wieder zu verebben und durch neue Gedanken abgelöst zu werden. Wenn Sie Achtsamkeit so, wie hier idealtypisch skizziert, praktizieren, dann machen Sie dabei die Erfahrung, auf welche Weise sie wirksam ist. Gedanken sind Gedanken. Sie kommen und gehen. Und das gilt auch für alle Gedanken, die mit Belastungen, Stress und Ängsten zu tun haben. Eine solche über den Dingen, den Inhalten der Gedanken und den damit einhergehenden Gefühlen, schwebende Meta-Perspektive ist leider nicht einfach. Sie setzt viel Übung und eine gelassen in sich ruhende Haltung voraus. Wobei entsprechende Übungen dazu beitragen können, dass sich eine solche Haltung einstellt.

Es ist schlicht und ergreifend mehr als menschlich, wenn man Gedanken an positive Erlebnisse gerne festhalten und weiterdenken will, mit Angst verbundene Gedanken jedoch nicht haben und nicht einmal denken will. Letzteres kollidiert leider mit dem bereits mehrfach erwähnten psychologischen Naturgesetz: Etwas nicht denken zu wollen, ist einfach unmöglich! Allein der Versuch, etwas nicht denken und fühlen zu wollen, ist in sich paradox. Man kommt deshalb nicht von den betreffenden Gedanken los, weil das Gehirn zwangsläufig eine Vorstellung von dem, was man nicht denken will, aufbauen muss, um das, was es nicht denken soll, identifizieren zu können. Und diese Vorstellung ist bereits der Gedanke.

Je intensiver man also etwas nicht denken und fühlen will, umso hartnäckiger und frustrierender verhaken sich diese Muster im Gehirn. Angststörungen haben genau hier eine ihrer Wurzeln. Eben deshalb ist Achtsamkeit kein spezielles Therapieverfahren, auch nicht zur Behandlung von Ängsten. Gleichwohl kann Achtsamkeit hinsichtlich von Ängsten in hohem Maße hilfreich sein, wenn man dabei erlebt, dass vieles von dem, was uns im Kopf herumgeht, eben kein Korrelat äußerer Realität, sondern ein Produkt unseres Gehirns ist. Wenn man Angstgedanken als Gedanken ansehen kann, dann werden sie, wie andere Gedanken auch, kurzfristig verschwinden. Gedanken aller Art ziehen zu lassen wird leichter, wenn man Diffusionsübungen praktiziert. Im Rahmen einer solchen Übung kann man sich beispielsweise vorstellen, dass Gedanken Blätter sind, Blätter die auf einem Bach dahintreiben. Man sieht sie auf sich zukommen, an sich vorbei und dann weiter den Bach hinunter schwimmen. Wenn solche Vorstellungen auf Angstgedanken bezogen werden, relativiert sich die Dynamik von Angststörungen. Voraussetzung dafür ist eine nach und nach eingeübte stoische, in sich ruhende Souveränität.

EINE KLEINE ÜBUNG: Denken Sie an Sätze wie: „Wenn ich in den Fahrstuhl steige, werde ich darin ersticken." Oder: „Ich werde mich derart blamieren, dass ich mich in der Gruppe nicht mehr sehen lassen kann." Denken Sie diese Gedanken und lassen Sie sie dann in Ihrer Vorstellung wie Blätter auf einem Bach hinwegtreiben, weg von Ihnen bis sie immer kleiner werden und verschwinden. Im Rahmen eines solchen Experiments bekommen Sie ein Gefühl dafür, welche emotionalen Kräfte zu überwinden sind, um Angstgedanken nur Gedanken sein zu lassen.

Achtsamkeit ist ein zentraler Aspekt im Rahmen existenziell-reflektierter Grundhaltungen, so auch in der Akzeptanz- und Commitment-Therapie. Unser Leben ist mehr als nur ein „im Hier und Jetzt sein". Es hat eine Vergangenheit und idealerweise eine Zukunft. Diese in seinem Sinne gestalten zu können, setzt die Klärung, Vergewisserung und Realisierung eigener Werte und dazu stimmiger Ziele voraus. Idealerweise in Abstimmung mit den Werten und Zielen der ei-

MIT ACHTSAMKEIT

Achtsamkeit ist keine Wunderwaffe. Gleichwohl können Achtsamkeitsstrategien den Umgang mit Ängsten erheblich erleichtern.

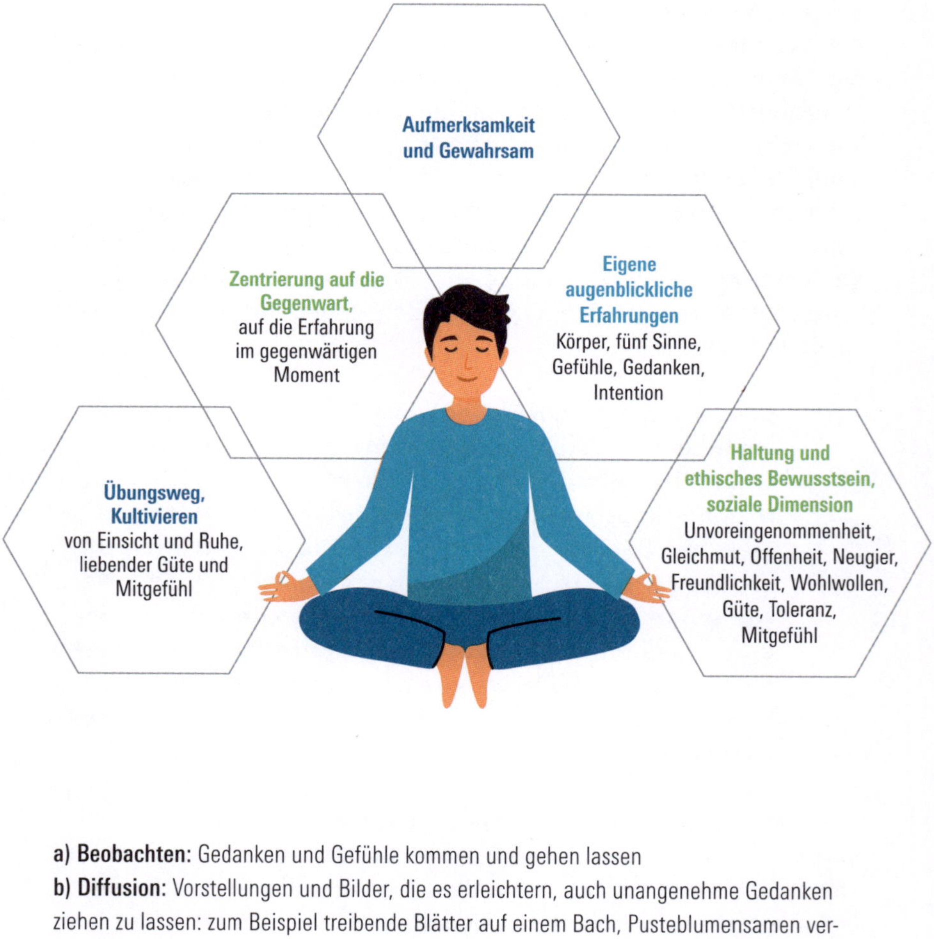
Aufmerksamkeit und Gewahrsam
Zentrierung auf die Gegenwart, auf die Erfahrung im gegenwärtigen Moment
Eigene augenblickliche Erfahrungen Körper, fünf Sinne, Gefühle, Gedanken, Intention
Übungsweg, Kultivieren von Einsicht und Ruhe, liebender Güte und Mitgefühl
Haltung und ethisches Bewusstsein, soziale Dimension Unvoreingenommenheit, Gleichmut, Offenheit, Neugier, Freundlichkeit, Wohlwollen, Güte, Toleranz, Mitgefühl

a) Beobachten: Gedanken und Gefühle kommen und gehen lassen

b) Diffusion: Vorstellungen und Bilder, die es erleichtern, auch unangenehme Gedanken ziehen zu lassen: zum Beispiel treibende Blätter auf einem Bach, Pusteblumensamen verwehen im Wind

c) Grundlage: Akzeptanz dessen, dass alle Gefühle – auch Ängste – da sein dürfen. Gefühle, die bewusst zugelassen werden, verabschieden sich von alleine.

nem nahestehenden Menschen sowie den Notwendigkeiten des Lebens in einer Gesellschaft. Grundlage von alledem ist die Akzeptanz dessen, was natürliches, also unvermeidliches Leid ist, Phänomene wie Krankheit und Tod beispielsweise.

Auf dieser Grundlage gilt es, Ziele zu definieren, für die es sich lohnt, sein Leben zu führen und die idealerweise ein Stück über sich selbst als Person hinausweisen. Damit Ziele als solche funktionieren können, müssen sie gleichermaßen positiv, attraktiv und realistisch sein. „Keine Angst mehr haben" klingt zwar positiv und attraktiv, ist aber – wie Sie jetzt wissen – nicht realistisch. Zudem gehört es in die per se problematische Kategorie der Vermeidungsziele, also von Zielen, die Tote besser realisieren können als Lebende. Im Sinne von Achtsamkeit und Akzeptanz ist es somit wichtig, positive Ziele, etwa Zeit mit der Familie oder Freunden zu verbringen, in der Natur zu sein, Musik zu machen, für sich zu definieren und anzustreben, die man auch dann verfolgt, wenn man unter Ängsten leidet. Wer sich durch eine entsprechende Werteorientierung ein Fundament schafft, der hat es langfristig erheblich leichter, mit Ängsten umzugehen, eben weil er nicht mehr in der Dynamik gefangen ist, sie unbedingt loswerden zu wollen.

ACHTSAMKEIT GEGEN ÄNGSTE? EHER NICHT: Wer sich primär mit Achtsamkeit beschäftigt, um Ängste loszuwerden, läuft Gefahr, frustriert zu werden. Suchen Sie hingegen ein Gegengewicht zu unserer merkwürdig ziellosen Gegenwart, kann Achtsamkeit existenziell hilfreich sein. Sie bietet die Möglichkeit, den eigenen Fokus zu finden und langfristig stärker in sich zu ruhen, was dann wiederum ein Schutzschild gegen unangemessene Ängste sein kann.

Achtsamkeit, Werteorientierung und ein davon ausgehend geführtes Leben unterscheiden sich letztlich, was ihre Perspektive auf überzogene, krankheitswertige Ängste anbelangt, kaum von Expositionen. Ängste werden aus beiden Perspektiven heraus nicht als Feinde, die man besiegen will, sondern als Phänomene des eigenen Gehirns verstanden. Wobei Achtsamkeit zugegebenermaßen die etwas klügere, reifere – aber eben deshalb auch schwieriger realisierbare – Form des Umgangs mit Ängsten ist.

Auf der Basis „keine Angst vor der Angst" zielen Expositionen darauf ab, sich offensiv mit den Ängsten auseinanderzusetzen. Achtsamkeit und Werteorientierung streben hingegen eine Position über Gedanken und aktuellen Emotionen, also auch über Ängsten, an. Ausformuliert könnte das etwa so lauten: Gedanken und Gefühle kommen und gehen. Also auch Ängste. Wozu bin ich auf der Welt? Wozu möchte ich mein Leben, meine Zeit und Energie nutzen? Für Ängste? War da was? Schon vorbei, weit weg!

Weisheitsstrategien: Ängste kommen und gehen lassen

Wer Angst hat, ist immer „mitten drin". Weisheit kann Ihnen helfen, über den Dingen zu stehen.

Ganz grundsätzlich meint Weisheit so etwas wie das Wissen und die Fähigkeit, den sich im Leben stellenden Problemen mit einem breiten Spektrum von Möglichkeiten begegnen zu können. Das beinhaltet auch den Umgang mit eigentlich unlösbaren Problemen. Während ein nicht so weiser Mensch mehr oder weniger immer die gleichen Strategien durchzieht und angesichts von Problemen, die auf direktem Weg unlösbar sind (Kränkungen bis Todesfälle im persönlichen Umfeld), hilflos ist beziehungsweise psychisch dekompensiert, können weise Menschen abwägen, aus einem großen Repertoire an Möglichkeiten wählen und angesichts von Schicksalsschlägen emotional letztlich ausgeglichen bleiben. Weisen Menschen fällt es deshalb leichter, mit schwierigen Lebenssituationen umzugehen.

Elementare Bestandteile von Weisheit sind: Empathie (sich selbst und anderen gegenüber), Toleranz und Humor. Zusammengenommen helfen diese Fähigkeiten, emotionale Beziehungen auszubalancieren und Handlungsspielräume zu schaffen, Perspektiven zu wechseln und Unsicherheit, eigene und fremde, besser aushalten zu können. Schließlich geht es bei Weisheit um die Erkenntnis und die Akzeptanz der Tatsache, selbst nicht der Mittelpunkt des Universums zu sein. In jüngster Zeit wurden – ausgehend von diesen Überlegungen – regelrechte „Weisheitstherapien" entwickelt. Mit Menschen, die sich gefühlt in einer Sackgasse befinden und unter unterschiedlichen Symptomen, zumeist depressiver Art, sowie Ängsten leiden, werden die Weisheit ausmachenden Aspekte eingehend reflektiert. Zunächst anhand allgemeiner Beispiele, schließlich bezogen auf die eigene Person, Situation und Problematik.

Weisheit – von der Theorie in die Praxis

Es liegt in der Natur von Weisheit, wie immer man sie im Detail definieren mag, dass sie sich nicht mühelos und im Schnellverfahren erlernen lässt. Zum anderen funktioniert Weisheit, wenn sie eine Haltung dem Leben gegenüber (und damit mehr als eine Form von eher lästiger Besserwisserei seiner Umwelt gegenüber) sein soll, nur auf der Grundlage elementarer Selbstverantwortlichkeit. Sie lässt sich in etwa wie folgt auf den Punkt bringen:

„Ich weiß um meine Fehler, die meiner lieben Mitmenschen und um das Leid der Welt. Gleichwohl behalte ich den Kopf über Wasser und ertrage das, was zu ertragen ist (das natürliche Leid). Ungeachtet dessen nehme ich mir die Freiheit, solange ich lebe, das zu genießen, was es daneben in großem Maße zu genießen gibt, zum Beispiel, ..." Wenn das ein Zitat von Ihnen sein sollte, dann können und sollten Sie sich freundschaftlich auf die Schulter klopfen!

Weisheitstraining, im Sinne der aktuellen diesbezüglichen Strategien, geht von kurzen Geschichten aus, die Menschen in unlösbaren Problemkonstellationen zeigen. Diesen Situationen gemeinsam ist zumeist eine schreiende Ungerechtigkeit des Schicksals. Etwa: „Frau X. hatte eine schwere, von weitgehender Abwesenheit des Vaters dominierte Kindheit. Wenn er da war, war er meistens betrunken oder aggressiv. Der Mutter von Frau X. war es wichtig, dieses Problem nach außen hin niemanden merken zu lassen, weshalb Frau X. von früher Kindheit an ein angepasster, sehr schüchterner bis ängstlicher Mensch war. In der Schule war sie Außenseiterin. In der Ausbildung fühlte sie sich ihren durchsetzungsfähigeren Kolleginnen nicht gewachsen. Zunehmend stellten sich bei ihr nun attackenartig auftretende Ängste ein, zumal dann, wenn sie vor anderen etwas sagen sollte."

Welche Möglichkeiten hätte Frau X. Ihrer Meinung nach, um mit ihrem Schicksal und ihren Problemen umzugehen? Ist eine „Opferrolle" angemessen oder hilfreich? Ihre Mutter war immer für sie da. Frau X. hat gelernt, auch in schwierigen Situationen den Kopf hoch zu halten (Empathieentwicklung, Selbstwertschätzung). Sie hat eine gute Freundin (Perspektivwechsel). Ihre Ängste weisen sie nachdrücklich und bestimmt auf lösbare Defizite hin (Flexibilität angesichts komplexer Probleme), die sie aktiv angehen könnte ... Ausgehend von solchen Überlegungen, die wir am besten gemeinsam anstellen, um möglichst viele Alternativen berücksichtigen zu können, ließe sich ein „Prototypischer Problemlöser" entwerfen, also eine Person, der es bei gleicher Ausgangslage gelingt, ein Leben mit deutlich höherer Lebensqualität zu führen. Was es dann für Frau X. erleichtern könnte, zumindest Teilaspekte dieser weiseren Perspektive für sich zu übernehmen.

Übungen dieser Art helfen nachweislich dabei, zuvor für unlösbar gehaltene Problemkonstellationen überwinden zu können. Anders formuliert: Von Ängsten beherrschte Menschen, die primär alles tun, um keine Ängste mehr zu haben, laufen Gefahr, den Problemen ihres Lebens nicht weise zu begegnen, sondern in Sackgassen hineinzulaufen. In der Weisheitstherapie mit dem Training entsprechender Fähigkeiten geht es nicht darum, psychische Probleme wie Ängste zu behandeln, sondern Menschen die Voraussetzungen zu vermitteln, mit ihren jeweiligen Problemen möglichst weise, zum Wohle aller Beteiligten, umgehen zu können.

Hat dieses Buch elementare Qualitäten von Weisheitstherapie? Es zeigt zumindest verschiedene Perspektiven auf das Thema Ängste und Möglichkeiten des Umgangs damit auf. Es bietet damit eine Art Aussichtsplattform, von der aus man seinen eigenen bisherigen Umgang mit den Ängsten reflektieren und neue Perspektiven beziehungsweise andere, bislang nicht realisierte Strategien entwickeln kann. Und Akzeptanz, Empathie und Humor? Das müssen Sie selbst beurteilen.

MIT WEISHEIT

Auch wenn man die Relativitätstheorie nicht ganz versteht: Mit Weisheit einhergehende Kompetenzen können beim Umgang mit unangemessenen Ängsten helfen.

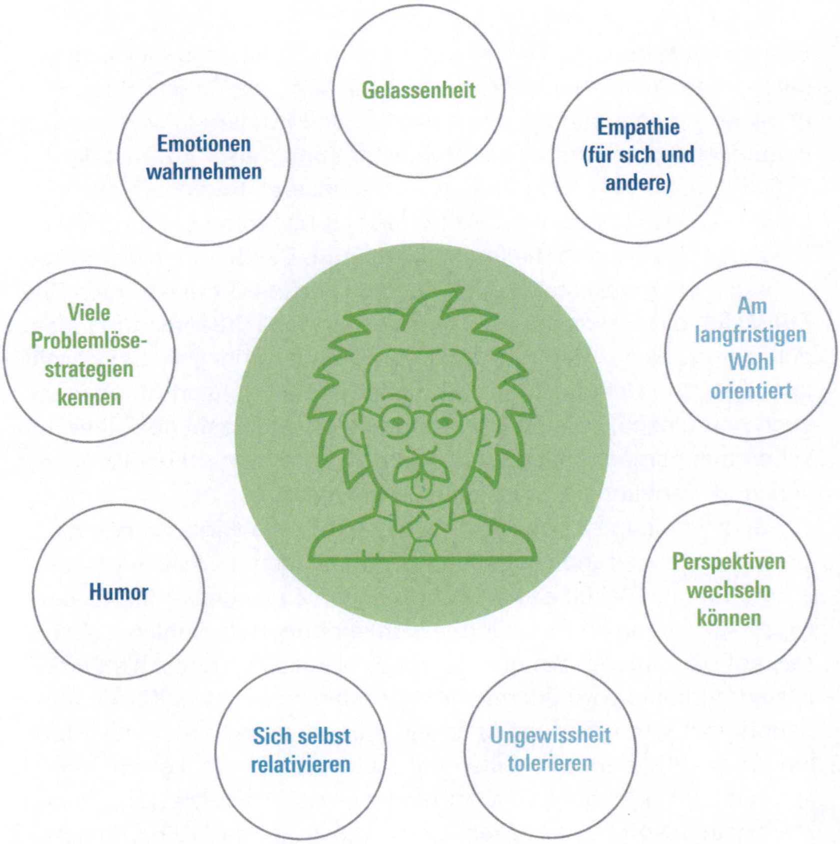

Gelassenheit
Empathie (für sich und andere)
Am langfristigen Wohl orientiert
Perspektiven wechseln können
Ungewissheit tolerieren
Sich selbst relativieren
Humor
Viele Problemlöse-strategien kennen
Emotionen wahrnehmen

Alkohol und andere Drogen

Rauschmittel sind leicht verfügbar. Dem Reiz, sie bei der Bekämpfung von Ängsten einzusetzen, sollten Sie aber widerstehen.

Bier haben schon die alten Ägypter gebraut, und dass im Wein eine entspannte, lustvoll-angstfreie Wahrheit liegt, war in den Kulturen des alten Orients und bei den Griechen und Römern in sozialen wie kulturellen Kontexten zentral. Spätestens seit Kaiser Probus, der 276–282 regierte, wurde Weinanbau in unseren Regionen intensiv betrieben. Im Symposium, alkoholreichen Begegnungen unter Freunden, feierte sich die (männliche) Elite. Das Symposium wurde zu einem ein glückliches Leben auch im Jenseits verheißenden Bild. Der Wein, das Geschenk des Dionysos, ermöglicht einen umgehenden Übergang aus dem oftmals bedrückenden Alltag in dionysisch-paradiesische Gefilde. Dass dies sicher und umgehend funktioniert, auch heute noch, ist eine Erfahrung, die die Mehrzahl der Menschen schon mal gemacht hat. Dass Ängste zu erhöhtem Alkoholkonsum verleiten, verwundert angesichts dessen nicht.

So schnell und sicher Alkohol gegen Ängste wirkt, so kompliziert sind die zugrunde liegenden Mechanismen. Das kleine Alkohol- oder Ethanolmolekül, das beim Abbau von Zucker entsteht, ist ein Dipol: Auf der einen Seite finden sich eher neutrale Kohlenstoffatome, auf der anderen Sauerstoff, der Wasserstoff erheblich stärker anzieht. Alkohol wird über die Magenschleimhaut vom Körper aufgenommen, um sich dann über den Blutstrom im Körper zu verteilen. Im Gehirn, dem am besten durchbluteten Organ, kommt entsprechend viel Alkohol an. Dort bindet er sich beispielsweise in den Membranen von Nervenzellen, wo er stabilisierende Wirkung hat. Zudem wurden diverse Interaktionen mit Überträgerstoffen und deren Rezeptoren beschrieben. In kleineren Dosen wirkt Alkohol eher aktivierend. Mit steigenden Dosen werden Hirnfunktionen ausgebremst, was zunächst als entspannend, beruhigend und angstlösend erlebt wird. Je nach konsumierter Menge, Zeit und Leberfunktion kommt es dann zu Koordinationsstörungen bis hin zu komatösen Zuständen. Alkohol wird über die Leber abgebaut (etwa 0,1 Promille pro Stunde, bei Männern etwas effektiver als bei Frauen).

In unserer Kultur wird gelegentlicher Alkoholkonsum als Genuss und damit als unproblematisch angesehen. Regelmäßiger und übermäßiger Konsum ist bekanntermaßen problematisch. Die Zellen im Gehirn gewöhnen sich an den Alkohol. Man muss immer mehr trinken, um die gleichen beruhigenden Effekte zu spüren (Toleranzentwicklung). Zudem wird ab einer gewissen Gewöhnung der Verzicht auf Alkohol problematisch, denn zuvor hatte der Alkohol schließlich Hirnfunktionen stabilisiert. Wenn dieser stabilisierende Effekt plötzlich wegfällt, kommt es zur Destabilisierung und damit zu Entzugserscheinungen. Dazu gehören etwa zunehmende Unruhe, Ängste (!!!), Schwitzen, Schlaflosigkeit bis hin zu Krampfanfällen und dem Delir, einem lebensgefährlichen Zustand, in dem etwa auch optische Halluzinationen auftreten können. Zudem schädigt Alkohol den Körper, wobei der flotte Spruch, wonach die Leber mit ihren Aufgaben wächst, prägnant den ambivalenten Umgang unserer Gesellschaft mit Alkohol spiegelt. Die Zellen in der Leber, die neben anderen toxischen Stoffen auch Alkohol abbauen, werden geschädigt (was ein Anstieg von bestimmten Enzymen im Blut anzeigt), verfetten zunächst, um dann abzusterben (Leberzirrhose). Solange Alkohol ein in Maßen genossenes Genussmittel bleibt, kommt der Körper in der Regel gut damit klar. Regelmäßig, etwa als Selbstmedikation gegen Ängste eingenommen, wird es zu einem immer größeren Problem, insbesondere dann, wenn Betroffene das Thema ausblenden. Anstelle eines gesunden Umgangs mit der Angst gerät man zusätzlich in eine Suchtsackgasse.

MIT DROGEN BERUHIGEN? Opium hat eine lange Tradition als Schmerz-, Beruhigungs- und Rauschmittel. Im Kranz von antiken Dionysos-Darstellungen finden sich nicht zufällig Mohnkapseln. Opiate, chemisch dem Opium verwandte Substanzen, sind in Deutschland für die Angsttherapie nicht zugelassen. Sie spielen aber im Suchtbereich (Heroin) weiterhin eine erhebliche Rolle. Diese und einige andere Drogen reduzieren Ängste, die sich dann im Drogenentzug umso stärker bemerkbar machen.

Dass die in diesem Kapitel erwähnten Substanzen dezidiert nicht als Mittel gegen Angst empfohlen werden, bedarf sicher keiner weitergehenden Erläuterungen.

Medikamente gegen Ängste und Angststörungen: Benzodiazepine

Aktuell kommen Medikamente gegen Angst und psychische Probleme aller Art, nachdem sie vor einigen Jahren noch Hochkonjunktur hatten, eher aus der Mode. Angesichts der gravierenden Nebenwirkungen von Alkohol und anderen Drogen lag und liegt die Hoffnung von Forschung und Menschheit nahe, Substanzen zu finden, mit denen sich ohne Nebenwirkungen Ängste sicher wegbehandeln lassen. Diesbezüglich schien man 1960 beziehungsweise 1963 fündig geworden zu sein. Der Chemiker und Pharmazeut Leo Sternbach (1908–2005) hatte die Benzodiazepine entdeckt und zunächst Librium und dann Valium entwickelt.

Wenn Sie bereits einmal Valium oder eine ähnliche Substanz (wobei Lorazepam vermutlich den höchsten Bekanntheitsgrad genießt) eingenommen haben, werden Sie bei richtiger Dosierung ziemlich sicher die warme, beruhigende, entspannende, angstlösende und schlaffördernde Wirkung erlebt haben. Vorhin war man noch nervös, ängstlich, ganz von der Rolle. Man nimmt eine solche Tablette und wenige Minuten später sieht die Welt ganz anders, nämlich viel entspannter und rosiger, aus. Nicht zuletzt deswegen sind Benzodiazepine als Wunderwaffen gegen Auftritts- sowie Prüfungsängste oder gegen Flugängste beliebt.

Benzodiazepine sind bei angemessener Dosierung vergleichsweise wenig toxisch, sie reduzieren (vor allem zusammen mit Alkohol) aber die Reaktionszeit, was dann beispielsweise beim Autofahren lebensgefährlich werden kann. Die Pharmaforschung hat sich – ausgehend vom Valium-Molekül – eingehend mit dieser Substanzgruppe beschäftigt. Man fand etwa heraus, dass sich durch kleine Veränderungen am Molekül die Wirkung modifizieren lässt. Valium ist eher ein Schlafmittel. Wenn man ein wenig am Molekül herumbastelt, erhält man beispielsweise Lorazepam, bei dem in üblichen Dosen die angstlösende Wirkung im Vordergrund steht. Aus einem Schlaf- und Narkosemittel wurde so ein Anti-Angstmittel, das heute weltweit in erheblichen Mengen verkauft wird. Mittlerweile weiß man ziemlich genau, wie und wo Benzodiazepine im Gehirn wirken. Sie werden langsamer als Alkohol im Körper aufgenommen und binden sich im Gehirn an Nervenzellen, konkret im Bereich eines Komplexes aus großen Eiweiß-Molekülen, den man G-Rezeptor nennt. Benzodiazepine imitieren dabei nicht etwa einen Überträgerstoff, sondern, sobald sie am G-Rezeptor andocken, verändert sich die Form des Rezeptors. Wenn man sich diesen als eine Art Tüte vorstellt, wird diese nun im unteren Bereich breiter, weshalb im Gehirn selbst erzeugte Überträgerstoffe besser ihre hemmende Wirkung an den Nervenzellen entfalten können. Es kann dann zum Beispiel mehr Kalzium in Nervenzellen eindringen, wodurch sie schwerer erregbar werden. Dass Benzodiazepine diesen Ansatzpunkt („Benzodiazepin-Rezeptor") an Nervenzellen haben, dürfte ein Zufall der Natur sein. Ganz in der Nähe davon setzen allerdings körpereigene angstlösende Substanzen (Endorphine) an, die ähnliche Wirkung haben.

Der skizzierte Wirkmechanismus erklärt, warum Benzodiazepine vergleichsweise ungiftig sind: Wenn alle Andockstellen besetzt sind, können auch weiter steigende Dosen keine größeren Effekte mehr erzielen. Wo ist dann das Problem? Unser Körper und unser Gehirn sind nicht statisch, sondern dynamisch bemüht, Funktionen möglichst stabil aufrechtzuerhalten. Werden längerfristig Benzodiazepine eingenommen, was Nervenzellen dämpft, dann reagiert das Gehirn, indem es vermehrt solche Rezeptoren herstellt und in die Zellmembranen einfügt. Bei gleichbleibender Benzodiazepin-Einnahme ergibt sich dadurch funktionell in etwa wieder der Ausgangszustand, womit das Medikament zunächst einmal seine Wirkung verliert. Um die gleiche Wirkung zu erzielen, muss man nun immer größere Dosen einnehmen. Werden Benzodiazepine dann abgesetzt, hat der Körper viel mehr G-Komplexe als zuvor. Da diese nicht mehr von den Benzodiazepinen modifiziert werden, werden die Nervenzellen erheblich weniger gehemmt als zuvor. Ergebnis: Entzugserscheinungen. Diese sind dann nicht zuletzt durch die Symptome charakterisiert, wegen denen man das Medikament ursprünglich eingenommen hat: Unruhe, Schwitzen, Schlafstörungen, erhöhte Irritierbarkeit und Ängste. Wie lange dauert es, bis sich eine solche Toleranzentwicklung einstellt? Das ist von Mensch zu Mensch unterschiedlich. Üblicherweise geht es relativ schnell. Bei kontinuierlicher täglicher Einnahme etwa von Lorazepam kann man bereits nach zwei Wochen mit Absetzerscheinungen rechnen, weshalb gerade Menschen, die sich ängstlich und wenig belastbar fühlen, diese Substanzen mitunter jahre-

oder gar jahrzehntelang weiter einnehmen, obwohl sie dann kaum noch positive Wirkungen haben. Die Wirkung besteht zuletzt nur noch darin, Absetzeffekte zu verhindern.

Bezodiazepine sind nicht teuer und kaum giftig. Wäre es folglich nicht unproblematisch, sie einfach immer weiter einzunehmen, körperliche Abhängigkeit hin oder her? Nun, Nebenwirkungen haben sie schon, etwa eine anhaltende Dämpfung, eine Reaktionszeitverlängerung und eine Verringerung des Muskeltonus, was etwa die Gefahr von Stürzen erhöht. Zudem reduziert das Erleben einer psychischen Abhängigkeit, also nicht mehr ohne das Medikament leben zu können und ansonsten Ängsten hilflos ausgesetzt zu sein, Selbstwert und Lebensqualität.

VORSICHT IST GEBOTEN: Benzodiazepine reduzieren Ängste zunächst schnell und zuverlässig. Gegen eine vereinzelte Einnahme ist kaum etwas zu sagen. Sobald die Einnahme zur Gewohnheit wird, entwickelt sich recht schnell neben einer psychischen auch eine körperliche Abhängigkeit, was dann zunehmend eine angemessene Bewältigung von Ängsten erschwert.

Eine dauerhafte Einnahme von Benzodiazepinen zur Behandlung von Angstproblemen ist deshalb nicht zu empfehlen.

Antidepressiva reduzieren Ängste

Die Entwicklung von Medikamenten zur Behandlung psychischer Erkrankungen ging von Zufallsbefunden aus. Es gibt Substanzen, die gegen Allergien wirksam sind, aber erhebliche Nebenwirkungen haben: Sie machen müde. Menschen, die unter Depressionen leiden, haben wiederum oftmals Schlafprobleme. Die Nebenwirkung der Anti-Allergie-Medikamente wurde erfolgreich genutzt, um depressiven Patienten zu besserem Schlaf zu verhelfen. Erfreulicherweise besserte sich nach einigen Wochen auch deren Depression, womit die Antidepressiva entdeckt waren. Depressive Menschen leiden nicht selten auch unter Ängsten. Nach und nach fiel auf, dass sich unter Antidepressiva auch die Ängste verbesserten. Die ersten Antidepressiva interagierten im Gehirn mit vielen Überträgerstoff-Systemen: Histamin, Acetylcholin, Noradrenalin, Serotonin und einigen

MEDIKAMENTE BEI ANGSTSTÖRUNGEN

DIAGNOSE	WIRKSTOFFE	DOSIERUNGSRAHMEN (PRO TAG)
PANIK-STÖRUNG, SOZIALE PHOBIEN	**Selektive Serotonin-Wiederaufnahmeinhibitoren**	
	– (SSRI)Citalopram*	20–40 mg
	– Escitalopram	10–20 mg
	– Paroxetin	20–50 mg
	– Sertralin	20–250 mg
	Serotonin-Noradrenalin-Wiederaufnahmehemmer (SNRI)	
	– Venlafaxin	75–225 mg
	– Clomipramin**	
GENERALISIERTE ANGST-STÖRUNG	**Serotonin-Noradrenalin-Wiederaufnahmehemmer (SNRI)**	
	– Duloxetin	60–120 mg
	Antiepileptikum	
	– Pregabalin***	150–600 mg
	Sedativa/Anxiolytikum	
	– Opipramol	20–300 mg

* Nicht bei sozialen Phobien, weil es keine Studien dazu gibt.

** Erste Generation der SNRI mit vermehrten Nebenwirkungen. Nicht bei sozialen Phobien.

*** Das Antiepilepsie-Mittel setzt am Kalzium-Ionen-Kanal an und stabilisiert auf diese Weise die Nervenzellen.

anderen. Welche dieser Interaktionen ist für die jeweilige therapeutische Wirkung entscheidend? Nicht einfach zu sagen, aber im Labor wurde gebastelt und es wurden Substanzen hergestellt, die möglichst spezifisch bei den einzelnen Systemen ansetzten. Dadurch gelang es recht gut, Nebenwirkungen (Müdigkeit, Mundtrockenheit usw.) zu reduzieren, leider, ohne dass die Wirkung gegen Ängste signifikant besser wurde.

Vor allem die mit dem Serotonin-System interagierenden Substanzen erwiesen sich als recht gut verträglich und hinreichend wirksam. Aktuell sind vor allem selektive Serotonin-Wiederaufnahmehemmer (SSRIs) und Serotonin- und Noradrenalin-Wiederaufnahmehemmer (SNRIs – das heißt, hier wird auch die Wiederaufnahme eines anderen Überträgerstoffes, nämlich Noradrenalin, gehemmt) für die Behandlung von Angststörungen zugelassen. Sie bewirken, dass die Menge an freiem Serotonin im Gehirn, im Spalt zwischen Nervenzellen, ansteigt. Der Umkehrschluss, wonach zu wenig Serotonin im Gehirn die Ursache von Angststörungen sein könnte, dürfte gleichwohl viel zu einfach sein. Eher ist es so, dass man mit den Medikamenten im Gehirn Impulse gibt, die dann zu Kettenreaktionen führen, an deren Ende sich die Symptome verbessern. Entsprechend wirken diese Substanzen erst nach mindestens zwei bis drei Wochen kontinuierlicher Einnahme und bei ausreichender, relativ zur Behandlung von Depressionen höherer Dosierung. Dabei ist zudem zu berücksichtigen, dass Antidepressiva auch gegen Ängste keine Wunderwaffen sind. Im Vergleich mit Zuckertabletten (Placebos) profitieren nur wenige Prozent der jeweils damit behandelten Patienten von Antidepressiva mehr. Wobei auch gut verträgliche Antidepressiva Nebenwirkungen haben (Unruhe, Übelkeit, teils Gewichtszunahme usw.). Sie machen nicht abhängig, das heißt, man muss nicht die Dosis steigern, um eine einmal erreichte Wirkung aufrechtzuerhalten. Gleichwohl können Antidepressiva beim Absetzen körperliche Symptome, beispielsweise Unruhe und Schlafstörungen, verursachen. Und wenn man sie abgesetzt hat, ist es mit ihrer Wirkung gegen die Ängste auch vorbei. Antidepressiva heilen nicht.

Kann man einzelne Medikamente empfehlen? Bei welcher Angststörung ist welches Antidepressivum am besten wirksam? Trotz vieler Studien lässt sich diese Frage nicht wirklich beantworten. Zumal Pharmastudien teuer sind und nur durchgeführt werden, wenn sich eine Firma davon Gewinn verspricht. Für ältere Medikamente, die nicht mehr dem Patentschutz unterliegen, werden kaum noch Studien durchgeführt, die aber für eine spezifische Zulassung (also zum Beispiel gegen bestimmte Formen von Angststörungen) nötig wären. Und ob die in Studien gezeigten Vorteile einer Substanz relativ zu einer anderen in der Praxis wirklich relevant sind, zumal über die sechs bis acht Wochen hinaus, die Studien üblicherweise dauern, bleibt meist offen. Dass chemisch teils ganz unterschiedliche Substanzen gegen die gleichen Angstdiagnosen und identische Substanzen gegen unterschiedliche Diagnosen wirksam sind, weist darauf hin, dass den in den aktuellen Klassifikationssystemen definierten Angstdiagnosen auf Ebene der Hirnfunktionen keine spezifischen Mechanismen zugrunde liegen.

Bezüglich der Behandlung von häufigen Krankheiten, also auch von Angststörungen, gibt es von Expertengruppen erstellte Therapieleitlinien. Demnach sollte eine Einstellung auf eines der für die Indikation zugelassenen Medikamente erfolgen, wenn die Diagnose gesichert ist, wenn keine Psychotherapie verfügbar ist oder die Betroffenen dies ausdrücklich wünschen. Es muss über Wirkungen und Nebenwirkungen aufgeklärt werden, also etwa darüber, dass es bei Behandlungsbeginn zu einer vorübergehenden Verschlechterung der Symptomatik kommen kann, zu Übelkeit bis hin zu Erbrechen, zunehmender innerer Unruhe und bei einigen Substanzen (zum Beispiel Clomipramin) zur Gewichtszunahme. Wenn ein Medikament wirksam ist, dann sollte es zumindest sechs bis zwölf Monate in der gleichen Dosis eingenommen werden. Absetzeffekte, auch wenn Antidepressiva im Gegensatz zu Benzodiazepinen kein Suchtpotenzial haben, können vorkommen, weshalb das Absetzen schrittweise erfolgen sollte („Ausschleichen"). Wenn ein Antidepressivum nicht wirksam ist, kann auf eines aus einer anderen Gruppe gewechselt werden. Zudem werden Kombinationen eines Antidepressivums mit Medikamenten anderer Gruppen, etwa sogenannten Neuroleptika (zum Beispiel Quertiapin) versucht, was mitunter hilfreich sein kann. Da die Forschung im Fluss ist und Medikamente gegen Angststörungen einen großen Markt haben, werden hierfür auch weiterhin neue Medikamente erprobt und teilweise zugelassen werden. So gibt es beispielsweise Studien mit einem Wirkstoff, der aus Lavendelöl gewonnen wird und auch bei weniger ausgeprägten Angstproblemen wirksam und so gut wie nebenwirkungsfrei sein soll. Ein Kandidat ist auch Cannabis. Es gibt zwischenzeitlich eine Reihe von Studien, die unter anderem darauf hinweisen, dass die Einnahme von Cannabis (in mittlerer Dosierung) bei gesunden, aber auch bei Angstpatienten die entsprechende Symptomatik reduziert. Der genaue Wirkmechanismus (wohl über Serotonin und das sogenannte Endocannabinoid-System des Gehirns) ist unklar. Bei langfristiger Einnahme ist vor allem für jüngere Menschen mit erheblichen Nebenwirkungen zu rechnen. Entgegen entsprechender Warnungen wird Cannabis derzeit auf politischer Ebene tendenziell als derart unproblematisch angesehen, dass eine allgemeine Zulassung nicht unwahrscheinlich (und nach Redaktionsschluss dieses Buches vielleicht sogar schon entschieden) ist. Dass auch bislang schon einige unter Ängsten leidende Menschen Cannabis als hilfreich erleben, ist unbestritten. Dass sich Cannabis als das erhoffte, stark wirksame und nebenwirkungsfreie Super-Medikament gegen Ängste etablieren wird, ist – mit Blick auf die komplexen Interaktionen der Substanz im Gehirn – gleichwohl nicht zu erwarten.

Moderne Behandlungsmöglichkeiten

Angst war und ist ein Geschäftsmodell. Daher muss man genau hinschauen, was an vermeintlich neuen und innovativen Therapien dran ist.

Moderne Medizin ist kundenfreundlich. Psychotherapie ist zeitaufwendig und für alle Beteiligten anstrengend. Insofern liegt die Suche nach Verfahren nahe, mit denen sich Ängste einfach und nebenwirkungsfrei herunterdimmen und abstellen lassen. Entsprechend gibt es traditionelle und auch einige erst unlängst entwickelte psychotherapeutische Verfahren, die diesbezüglich Hoffnung machen. Gleichwohl: Wäre es nicht eleganter, die wahren Ursachen der jeweiligen Angstproblematik zu klären und das Problem somit von der Wurzel her zu lösen? Dass es hilfreich ist, eine Vorstellung davon zu haben, wo meine Probleme herkommen, ist unbestritten. Es gilt aber auch: Gerade bei Angststörungen ist kognitive Verhaltenstherapie wirksamer als tiefenpsychologische Verfahren. Das Wissen um eine problematische Kindheit, auch wenn man in der Übertragungssituation mit einem Therapeuten diesbezügliche interaktionelle Problemkonstellationen aufgearbeitet hat, ersetzt eben nicht praktische Erfahrungen und Kompetenzen im Umgang mit potenziell ängstigenden Konstellationen. Das wissen auch viele tiefenpsychologisch ausgebildete Therapeuten und arbeiten entsprechend integrativ.

Ähnliches gilt für hypnotherapeutische Verfahren, die sicher gut geeignet sind, um Anspannung und Ängstlichkeit in den jeweiligen Momenten zu reduzieren und die positive Wirkungen auf Ur- und Selbstvertrauen haben. Im Rahmen einer Hypnose- beziehungsweise Hypnotherapie werden die Probanden durch Instruktionen und Rituale vom Therapeuten in „hypnotische Trance", einen veränderten Bewusstseinszustand, versetzt, der in etwa dem entspricht, den man kurz vor dem Einschlafen erlebt: Man ist noch wach, kommt zur Ruhe und Bilder, oft ausgehend von dem, was man am Tag zuvor erlebt hat, tauchen auf. Voraussetzung dafür, dass das gelingt, ist neben einer vertrauensvollen Beziehung zum Therapeuten, die Fähigkeit, entsprechende bildhafte Vorstellungen erleben zu können. Mit dem, was mitunter in Kinofilmen gezeigt wird, wo Menschen durch Hypnose manipuliert werden, um zum Beispiel Straftaten zu verüben, hat seriöse Hypnotherapie nichts zu tun! Üblicherweise erinnern sich Probanden an Abläufe und Inhalte der Sitzungen. Die in Trance erlebte Ruhe und das Zurücktreten rational-kritischer Denkmuster ermöglichen es, individuelle Stärken und Fähigkeiten intensiver herauszuarbeiten, als dies im vollbewussten Zustand möglich wäre. Die betrifft nicht zuletzt auch die Haltung Ängsten gegenüber. In der Hypnose können – unter anderem ausgehend von früherer, erfolgreicher Bewältigung schwieriger, angstbesetzter Situationen – persönliche Stärken zur Geltung gebracht und Lösungswege aufgezeigt werden.

Es gibt aktuell angepriesene Verfahren, in deren Zentrum definierte, in zum Beispiel sieben Schritten angelegte, Verfahren stehen. Dabei wird beispielsweise versprochen, dass sich aus deren Umsetzung ein in jeder Lebenssituation tragfähiges Sicherheitsnetz ergibt, das nicht nur mit quasi unerschütterlicher Sicherheit einhergeht, sondern auch kreative Potenziale freisetzt. So etwas mag in Einzelfällen bei Menschen, die zu diesen Schlüsseln passende Problemkonstellationen haben, überzeugend und hilfreich sein. Genauso wie positive Erfahrungen auf allen Ebenen des Lebens dazu führen können, dass sich das Selbstvertrauen erhöht, was dann den Umgang mit Ängsten erleichtert und mitunter das Problem löst. Solche Erlebnisse und daraus resultierende Effekte sind jedem Betroffenen herzlich zu wünschen! Gleichwohl, wenn man spezifische Ängste behandeln will, kommt man an einer direkten Auseinandersetzung mit ihnen nicht vorbei. Das ist und bleibt zwangsläufig zunächst einmal unangenehm. Insofern: Ginge es nicht noch eleganter mit der modernen Technik?

Wie Technik helfen kann

Diesbezügliche Versuche wurden und werden unter anderem mit der transkraniellen Magnetstimulation, der repetitiven transkraniellen Magnetstimulation sowie der Gleichstromstimulation durchgeführt. Dabei werden mit speziellen Apparaten, schmerzfrei durch den Schädel hindurch, bestimmte Areale des Gehirns, die im Rahmen der Angstsymptomatik als wichtig bekannt sind, stimuliert, also mit Energieströmen versehen. Die ersten Ergebnisse sind vielversprechend. Es wäre geradezu fantastisch: Ein jahrelang von Ängsten geplagter Mensch unterzieht sich einige Male den entsprechenden Anwendungen und siehe da: Seine Ängste sind weg! Er lebt nun fortan uneingeschränkt glücklich, entspannt und in allem, was für ihn wichtig ist, erfolgreich und erfüllt, bis dass der Tod …

Ist das realistisch? Nein! So etwas würde kein seriöser Forscher behaupten. Wenn, dann geht es darum, dass auf Angstfragebögen im weiteren Verlauf (etwas) niedrigere Werte angekreuzt werden. Das Problem, die Wirksamkeit aller hier aufgeführten Verfahren nachzuweisen, liegt nicht zuletzt darin, dass Menschen (auch wenn man es für sich selbst meint, ausschließen zu können), gerade was Ängste anbelangt, in hohem Maße beeinflussbar sind. Bereits die Annahme, dass ich ein gegen Ängste sicher wirksames Medikament einnehme (auch wenn es objektiv nur Zucker ist), führt so bei etwa der Hälfte der Probanden zu einer deutlichen Verbesserung der Symptomatik. Der klassische Placeboeffekt eben. Insofern sind Therapieversuche mit jeder Art von gut verträglichen Beruhigungsmitteln, vorzugsweise von Baldrian-Präparaten, gerechtfertigt. Und wenn schon eine als wirksam erachtete einfache Tablette mit (wenn überhaupt) harmlosen Wirkstoffen solche Wirkung hat, wie wirksam muss dann erst ein kompliziertes, computergesteuertes, hochmodernes Gerät sein?!

Wer heilt, auch wenn sich Patienten nur ein wenig besser fühlen, hat recht! Solange es nicht schadet. Das ist eine Antwort. Die andere Antwort ist, dass es angesichts von unangemessenen, die Kriterien von Angststörungen erfüllenden Ängsten letztlich um die persönliche Positionierung geht. Sich Ängsten auf Augenhöhe zu stellen, ist etwas anderes, als davon auszugehen, dass man den Ängsten gegenüber hilflos sei und passiv sein Heil in speziellen Therapieverfahren, Medikamenten oder hochmodernen Geräten suchen müsse. Das ist nicht zuletzt hinsichtlich der Frage, ob Psychotherapie (zum Beispiel Expositionen) und Medikamente kombiniert werden können beziehungsweise sollen, relevant. Die Experten sind sich in dieser Frage nicht einig. Sich eher als Psychiater verstehende Experten gehen (gestützt auf wenige Studien) davon aus, dass eine Kombination unproblematisch ist und die Wirksamkeit insgesamt erhöht. Eher selten gibt es Konstellationen, in denen zunächst eine medikamentöse Behandlung von Ängsten nötig ist, damit die Betroffenen quasi den Kopf soweit freibekommen, um sich psychotherapeutisch mit dem Problem auseinandersetzen zu können. Sich eher als Psychotherapeuten sehende Kollegen wiederum argumentieren, dass Doppelstrategien eher kontraproduktiv sind. Die Gabe von Medikamenten geht implizit mit der Botschaft einher, dass Ängste gefährlich sind und reduziert werden müssen, damit eine Therapie gelingt, was wiederum Expositionen und deren Ergebnis, eben das Gefühl, den Ängsten erfolgreich begegnen zu können, relativiert. Zudem ist bekannt, dass die Wirkung von Medikamenten nach deren Absetzen definitiv vorbei ist. So gesehen hat der jeweilige Patient zwar einerseits ein paar angstärmere Monate gewonnen, andererseits aber Zeit verschenkt, in denen er einen angemessenen Umgang mit seinen Ängsten hätte lernen können. Selbstverständlich bleibt all dies angesichts jedes individuellen Einzelfalls abzuwägen!

GEBEN SIE NICHT AUF!

Wenn Ihre Versuche, mit Ihren Ängsten auf Augenhöhe zu kommen, bislang noch nicht erfolgreich waren, gibt es weitere Möglichkeiten, das Thema anzugehen.

Inkonsequenzen, Vermeidung und andere Fallstricke

Im Umgang mit Ängsten gibt es viele Hindernisse. Wichtig ist, dass Sie sich davon nicht beirren lassen und am Ende die Angst vor der Angst verlieren.

Angsterkrankungen sind Zwickmühlen: Die Ängste werden als unabhängig ablaufende, nicht steuerbare Phänomene (was sie bis zu einem gewissen Grad auch sind) und dabei als das Wohlbefinden massiv beeinträchtigende Fremdkörper erlebt. Am liebsten möchte man sie sofort und für immer „loswerden". Doch gerade, weil man sie vehement und entschieden nicht mehr haben will, fokussiert sich die Wahrnehmung auf diese Ängste, die damit fatalerweise immer hartnäckiger und intensiver werden. Ängste zu vergessen oder auszutricksen, gelingt deshalb nicht, weil sie Teil des eigenen Gehirns und damit genauso intelligent sind, wie man selbst.

Die in diesem Buch aufgezeigten Strategien zur Bewältigung von Angststörungen gehen von eben diesen psychologischen und neurophysiologischen Gegebenheiten aus, also von Phänomenen, die zumindest teilweise die Qualität von Naturgesetzen haben. Dies dürfte umgekehrt dazu beitragen, dass sich Angststörungen, verglichen mit anderen psychischen Störungen, relativ gut und stringent behandeln lassen. Dass es im realen Leben, angesichts individueller Ängste und dem Umstand, dass oft „viel zusammenkommt", erheblich komplizierter sein kann, schwächt diese Aussage nicht ab. Wenn sich Angststörungen, sei es mit den in diesem Buch vorgeschlagenen oder anderen Strategien, nicht bessern lassen, dann kann dies unterschiedliche Gründe haben. Diese können auf der Ebene der Durchführung der Therapien beziehungsweise Expositionen liegen oder in der vielleicht sehr schwierigen oder komplexen Situation und Person der Betroffenen.

Wenn Expositionen scheitern, dann liegt das meist daran, dass doch noch vermieden wurde. Vermeiden ist menschlich! Wenn Expositionen, „weil es zu schrecklich war", abgebrochen wurden, dann ist das zunächst einmal nicht schlimm. Vielmehr stellt sich wieder (und manchmal wieder und wieder) die Frage, wo der Fehler liegt. War die Vorbereitung zu wenig intensiv, etwa wenn ein Betroffener sich vorher keine weitergehenden Gedanken bezüglich des Umgangs mit dem Restrisiko gemacht hat, was dann in der Expositionssituation gewaltige Dimensionen annimmt? Wurde die Entscheidung, die Angst zuzulassen und damit die Kontrolle abzugeben, wirklich getroffen, oder wurde nur, weil man es sich und seiner Umwelt schuldig zu sein glaubte, dazu höflich genickt? Oder lag es daran, dass der betreffenden Person oder ihrer Therapeutin entgangen ist, dass es eben doch noch mehr oder weniger subtile Formen der Vermeidung gab (siehe Seite 117)?

Dass Expositionen wie im Bilderbuch ablaufen und sofort zum Erfolg führen, ist eher die Ausnahme als die Regel. Wenn es also irgendwo hakt, bleibt nur: dranbleiben und das Vorgehen nachjustieren, und zwar so akribisch und intelligent, wie Ihre Angst es erfordert. Je intelligenter man selbst ist, umso anstrengender kann das werden (was man dann durchaus als Kompliment an sich und seine Angst nehmen kann). Und wenn sich die Angst in Expositionen einfach nicht einstellen will, dann steht man wie Sherlock Holmes vor einer detektivischen Aufgabe: Womit habe ich verhindert, dass die Angst gekommen ist?

Oder aber, die Exposition war ein so großer Erfolg, dass das jeweilige Problem oder der jeweilige Stressor vom Gehirn schon nicht mehr als Problem wahrgenommen wird. Besser geht es nicht! Also die gleiche und ein paar ähnliche Expositionen noch mal machen. Und wenn Sie diese dann irgendwann, trotz akribischer Durchführung, nerven, eben weil keine Ängste mehr auftreten, dann gibt es kein Problem mehr. Dann haben Sie die Sache offenbar gut gemacht und können das betreffende Angstthema, im Wissen darum, dass es zwar wieder auftreten kann, dass Sie aber nun wissen, wie Sie damit umgehen können, zunächst einmal abhaken und das Leben so führen, wie Sie es führen wollen. Wenn das aus irgendeinem Grund so nicht funktioniert, gibt es andere Probleme, an denen zu arbeiten es sich lohnt. So gesehen sind Probleme, die sich im Rahmen von Übungen beziehungsweise Therapien zur Überwindung von Angststörungen ergeben, kein Problem, sondern der Normalfall – solange man motiviert ist, sich damit und mit den Ängsten auf Augenhöhe auseinanderzusetzen.

Persönliche Dimensionen: Ängste können Vorteile haben

Angst ist unangenehm. Entsprechend entwickeln Menschen in Situationen, in denen die Angst eben nicht mehr mit hoher Wahrscheinlichkeit auf reale Gefahren und die Notwendigkeit für konkretes Handeln (Flucht oder Kampf) hinweist, Strategien, mit denen sich Angst herunterdimmen und erträglicher machen lässt. Das tun wir alle, meist intuitiv, ohne konkret darüber nachzudenken. Beruhigungs- und Ablenkungsstrategien haben wir von klein auf entwickelt. Im normalen Leben sind sie hilfreich und zumeist unverzichtbar, man kann sich schließlich nicht über alles aufregen, sich Sorgen machen und Ängste entwickeln. Wenn es darum geht, mit überwertigen Ängsten umzugehen, können diese Strategien aber zum Problem werden: Wer Angst zu vermeiden und sich unangenehme Situationen irgendwie erträglich zu machen versucht, vermeidet es, genauer hinzusehen und die Erfahrung zu machen, dass es gar keinen realen Grund für die Angst gibt. Und das auch dann, wenn der Verstand eigentlich sicher weiß, dass keine Gefahr droht.

Soweit müsste nun eigentlich alles klar sein. Auf dem Papier zumindest sieht es gut aus. Aber was ist, wenn man sich den Ängsten trotz allem nicht gewachsen fühlt? Wenn man, obwohl man weiß, dass eigentlich nichts passieren kann, es „einfach nicht aushält" und man sich nicht vorstellen kann, sich offensiver mit Ängsten auseinanderzusetzen? Gibt es Ängste, die so stark sind, dass man dagegen als betroffener Mensch keine Chance hat und es nur darum gehen kann, sie zu akzeptieren und sein Leben unter dem Diktat der Ängste, so gut es eben geht, einzurichten? Die diesbezügliche Einschätzung von Ärzten und Therapeuten ist das eine: Es gibt psychische Erkrankungen, gegen die man auch heute noch weitgehend hilflos ist, Angststörungen, wenn die Diagnose stimmt, gehören sicher nicht dazu. Das andere ist die Antwort der Betroffenen auf zentrale lebensperspektivische Fragen: Wie geht mein Leben weiter, wenn die Ängste in etwa so bleiben, wie sie jetzt sind? Oder aber: Wie geht mein Leben weiter, wenn ich es schaffe, die Ängste zu bewältigen und nicht mehr darunter zu leiden?

In der Realität ist es keineswegs immer so, dass keine Ängste zu haben, die bessere Lebensform ist. Zumal dann, wenn die Ängste schon lange bestehen und man sich daran gewöhnt hat, können sie zu einem Teil der Identität werden. Zu einem Teil, der sich nicht einfach wegtherapieren lässt. Wenn ich mehr Zuwendung bekomme, weil ich ängstlich bin, wenn ich Aufgaben, die mich vorher belastet haben, nicht mehr ausführen muss, eben weil ich dies aufgrund der Ängste nicht mehr kann, dann lebt man sich in eine solche Rolle ein. Man gewöhnt sich an die Einschränkungen und nimmt die Vorteile in Kauf, so lange, bis man sich ein Leben ohne diesen Rahmen gar nicht mehr vorstellen kann – und mutmaßlich überfordert wäre, all das wieder zu tun, was man zuvor getan hat oder hätte tun sollen. In solchen Situationen schützt einen dann die Angst vor Überforderung.

Die in den letzten Sätzen skizzierten Aspekte hat schon Sigmund Freud erkannt und unter dem Begriff „Krankheitsgewinn“ beschrieben. Der primäre Krankheitsgewinn besteht darin, von dem, was die Gesellschaft (und man selbst) ansonsten von einem erwarten würde, entlastet zu sein. Zudem können Ängste helfen, sich gegenüber Beziehungen, Arbeitssituationen oder anderen Gegebenheiten abzugrenzen, denen man sich nicht gewachsen fühlt. Und all das, ohne dass man, auch sich selbst gegenüber, irgendetwas eingestehen muss. Sekundärer Krankheitsgewinn bezieht sich auf die Zuwendung, die man als Kranker erhält: Die Angehörigen beruhigen und unterstützen einen, bis hin zur Sozialversicherung, die eine Erwerbsunfähigkeitsrente aufgrund einer schweren sozialen Phobie bezahlt. Darüber hinaus haben die Ängste eines Menschen Konsequenzen für das soziale System, in dem er lebt. Wenn sich zum Beispiel Eltern oder Partner daran gewöhnt haben und es – bei aller damit verbundenen Arbeit – ein Stück weit genießen, ganz für einen Angehörigen, der voll auf sie angewiesen ist und sie existenziell braucht, da zu sein, würde dessen Genesung das ganze System durcheinanderbringen. Je länger sich solche Konstellationen eingespielt haben, umso schwerer kommt man heraus. Das hat ganz objektive Gründe: Wer viele Jahre sozial zurückgezogen lebt, wird kaum, nach sechswöchiger erfolgreicher Behandlung der Ängste, wieder dort, wo er vor Jahren aus dem Leben geworfen wurde, weitermachen können. Das subjektive Erleben läuft dann darauf hinaus: „Ich schaffe es einfach nicht, die Ängste sind viel zu stark!“

Selbstverständlich haben Patienten auch Pflichten, nämlich alles zu tun, um wieder gesund zu werden. Soweit es zumutbar erscheint. Was ist zumutbar? Das hängt zum einen von den Vorstellungen der sozialen Gruppe ab und zum anderen, von dem Bild, was sich jeder Betroffene von seiner Angst und sich selbst macht. Wie groß und stark ist meine Angst, wie groß und stark bin ich?

EINE FRAGE DER MOTIVATION: Mit halbherziger Motivation im Sinne von „Mal sehen, vielleicht, wenn die Ängste ein wenig besser werden, bin ich schon zufrieden!" sollte man keine Expositionen versuchen. In solchen Fällen steht zunächst eine detaillierte, möglichst realistische Klärung der Vorgeschichte, der aktuellen Situation und der individuellen Perspektiven an.

Wenn es keine realistischen Perspektiven ohne Angstsymptomatik gibt, bleibt nur, Möglichkeiten zu suchen, die realen Spielräume so gut es geht zu nützen, etwa indem man am Umgang mit Stress arbeitet und die Grundanspannung senkt.

Andere psychische Störungen

Angst ist zunächst einmal ein diagnostisch unspezifisches Symptom, das im Rahmen unterschiedlicher psychischer Störungen vorkommen kann. Wenn der Fokus zu sehr auf der Angst liegt, kann dies mitunter übersehen werden. Am häufigsten sind Co-Morbiditäten von Ängsten und Depressionen. Oftmals treten Ängste aber auch bei Menschen auf, die grundsätzlich eine ängstlich-vermeidende Persönlichkeit haben (siehe Seite 77). In beiden Fällen erfüllen die Betroffenen gleichzeitig die diagnostischen Kriterien von zwei Störungen. Diagnosen sind zunächst einmal nichts anderes als von Experten definierte Schubladen, die darüber hinaus nichts erklären. Vielmehr muss man angesichts eines Individuums (beziehungsweise mit Blick auf sich selbst) Ideen entwickeln, sowohl was die Ursachen als auch was die Behandlung des Problems anbelangt. Etwa: Ist die Depression Folge der Ängste? Wer sich aufgrund von Ängsten immer mehr zurückzieht und keine positiven Erlebnisse mehr hat, der hat prinzipiell ein erhöhtes Risiko, depressive Symptome zu entwickeln. Aber auch andersherum wäre es denkbar: Wenn ein Mensch sich aufgrund einer von Antriebsmangel und Interessenlosigkeit dominierten Depression sozial isoliert, werden die üblichen Herausforderungen des Lebens immer größer, was die Wahrscheinlichkeit erhöht, Ängste zu entwickeln. Im ersten Fall würden dann, therapeutisch gesehen, die Behandlung der Ängste und ein damit wieder zunehmendes Spektrum an Möglichkeiten die Depression quasi automatisch zum Verschwinden bringen, während man im

WARUM ES NICHT GELINGT

Warum Angstbewältigung mitunter nicht funktioniert, kann ganz unterschiedliche Ursachen haben. Erkennen Sie sich wieder?

- ○ Die Hoffnung, dass die Ängste letztlich doch irgendwie von allein verschwinden.
- ○ Halbherzige Expositionen, Hintergedanken wie: „Es wird hoffentlich nicht so schlimm."
- ○ Aufmerksamkeitslenkung, weg von dem, was Angst machen könnte: „Was für ein schöner Tag …"
- ○ Ablenkende Aktivitäten, von Kaugummi kauen bis Lieder singen
- ○ Sicherheit vermittelnde Objekte (zufällig) dabeihaben: von Beruhigungstabletten bis Smartphone (um Hilfe rufen zu können)
- ○ Eher fremdbestimmte Motivation: „Ich will meine Familie nicht belasten …"
- ○ Vorteile der Angsterkrankung bzw. die Funktionalität bleiben unberücksichtigt, zum Beispiel, wenn die Angst die Voraussetzung dafür ist, krankgeschrieben zu bleiben (angesichts einer als unzumutbar erlebten Arbeit) oder in Rente gehen zu können.
- ○ Das soziale Netzwerk wird durch Ängste zusammengehalten, etwa: „Wenn ich keine Ängste mehr habe, verlässt mich vielleicht mein Partner."
- ○ Die Vorstellung, dass Ängste eine Erkrankung – wie etwa eine Grippe – sind, die man dauerhaft mit Medikamenten oder anderen Maßnahmen behandeln lassen kann, ohne dass man sich selbst mit ihnen herumschlagen müsste.
- ○ Resignation (weshalb auch immer), etwa: „Gegen die Ängste bist du machtlos."

Zehn häufige Gründe und drum herum schier unendlich viele Möglichkeiten!

Wenn man allein nicht weiterkommt, liegt es nahe, einen Therapeuten zu beteiligen. Zwei sehen mehr als einer, etwa was mehr oder weniger unbewusste Vermeidungsstrategien anbelangt.

zweiten Fall bei der Depression beginnen müsste. Nachdem solche Konstellationen im realen Leben komplex sein können, ist es durchaus möglich, dass man therapeutisch zunächst den falschen Weg einschlägt. Das hat dann zur Folge, dass eine Therapie nicht funktioniert. Im Idealfall führt das dazu, die ursprünglichen Konzepte zu hinterfragen und alternative Strategien zu versuchen. Zudem können Ängste auch im Rahmen von Psychosen auftreten. In solchen Fällen würden Expositionen zu vermehrten Ängsten führen, die den Betroffenen nicht weiterhelfen. Wenn die jeweiligen therapeutischen Strategien in eine Sackgasse führen, ist das somit in aller Regel keine Katastrophe, sondern ein Hinweis, zeitnah zu prüfen, ob die Behandlungsstrategie (und gegebenenfalls die Diagnose) richtig ist.

Muss man die Ursachen kennen?

Es ist sicher entlastend und bis zu einem gewissen Punkt nötig, dass man sich erklären kann, woher ein Problem kommt. Für nicht wenige unter Ängsten leidende Menschen bekommt die Frage darüber hinaus allerdings einen Stellenwert, der weit über den informativen Aspekt hinausgeht. Liegt meinen Ängsten nicht doch ein Geheimnis zugrunde? Etwas, das ganz früher geschehen ist, an das ich mich vielleicht nicht erinnern kann, was ich aber unbedingt herausfinden muss, um das Problem lösen zu können?

Die Idee, dass hinter Ängsten schwierige Aspekte der individuellen Biografie liegen, ist ein insbesondere von Sigmund Freud und in der Psychoanalyse intensiv diskutiertes Thema. Dabei wird davon ausgegangen, dass unbewusste Belastungen, Konflikte und Traumata entscheidender sein können, als die bewussten Ursachen. Gerade Traumata können in der Entwicklung eines Menschen Wunden hinterlassen, die mitunter Jahrzehnte später zum Ausbruch der jeweiligen Symptomatik führen können. Diese Aspekte gilt es herauszufinden und parallel dazu im Rahmen der Therapie zu heilen. Die Behandlung und – im Idealfall – die Heilung finden aus tiefenpsychologischer Sicht in der Interaktion zwischen dem Betroffenen und seinem Therapeuten statt, wobei der Betroffene in den Therapeuten unbewusst ihn ehemals verletzende Muster anderer Personen, wie etwa der Eltern, projiziert („Übertragung"). Der Therapeut, der sich seine Gegenübertragung bewusst macht und kontrolliert, bietet sich dem Patienten als Projektionsfläche an. Das gibt dem Patienten wiederum die Gelegenheit, gesunde Erfahrungen nachzuholen und dadurch Schritt für Schritt zu heilen. Letzteres könnte dann auch damit einhergehen, dass sich eine Angstsymptomatik, ohne dass dem Betroffenen bewusst wird, warum, in Luft auflöst. Dass Symptome, also auch Ängste, verschwinden, ist – soweit die Theorie – dann jeweils nur eine erfreuliche Nebenwirkung einer sich darunter abspielenden positiven, die Bewältigung biografischer Wunden beinhaltenden Entwicklung.

Die Schwierigkeit dabei ist: Je intensiver man sich mit der Frage nach den wahren Ursachen von Ängsten beschäftigt, desto größer wird der Stellenwert, den die Angst im Leben einnimmt. Gleichzeitig sinkt die Wahrscheinlichkeit, eine substanzielle Antwort auf eben diese Frage zu finden. Das hat zum einen damit zu tun, dass unser Gehirn – auch wenn es anders erlebt wird – Realität nicht objektiv abbildet. Entsprechend sind unsere Erinnerungen nicht die objektive Abbildung dessen, was früher geschehen ist, sondern im weiteren Verlauf des Lebens immer wieder überschriebene, neu interpretierte und mitunter von späteren Ereignissen umgedeutete Gedächtnisspuren. Zum anderen muss davon ausgegangen werden, dass es die „wirklichen", eindeutigen und sicheren Ursachen von Angstproblemen (jenseits existenzieller Traumatisierungen maximalen Ausmaßes), selbst wenn man sich objektiv erinnern könnte, nicht gibt. Die meisten unter Ängsten leidenden Menschen haben spontan zumindest eine ungefähre Idee davon, woher ihre Ängste kommen. Der eine hat eine belastete oder sogar traumatisierende, wenig Sicherheiten gebende Kindheit gehabt, der andere hat akute Ereignisse zwischen Überlastungskonstellationen und Traumata überstanden. In intensiven Gesprächen (Lebenslinie zeichnen, Situationsanalysen) lässt sich dies konkretisieren. Das gehört zum Handwerk aller Therapeuten. Wobei stets zu berücksichtigen bleibt, dass (auch) Angsterkrankungen bio-psycho-soziale Phänomene sind, die eben nicht „die eine Ursache" haben, sondern es stets mehrere, auf unterschiedlichen, miteinander interagierenden Ebenen liegende ursächliche Teilaspekte gibt. Dementsprechend sind auch Ängste im Rahmen von Traumafolgestörungen zwar definitionsgemäß Folge von Ereignissen „außergewöhnlicher Bedrohung oder mit katastrophalem Ausmaß, das nahezu bei jedem tiefgreifende Verzweiflung auslösen würde", wobei sich in der Praxis oftmals die Frage stellt, auf welche Normalität sich „außergewöhnlich" bezieht. Zudem, wie bereits erwähnt, entwickeln die meisten Menschen, die etwa schwere Zugunglücke oder andere Katastrophen überleben, keine psychischen Störungen.

Diese Resilienz wiederum wäre dann das bio-psycho-soziale Ergebnis aus genetischer Veranlagung und günstigen Lernerfahrungen, wie etwa derjenigen, Selbstwirksamkeit entwickelt zu haben und mit Problemen umgehen zu können. Eben solche vielschichtigen Aspekte, die sich nach aktuellem Stand der Wissenschaft nicht exakt messen und abbilden lassen, haben Einfluss darauf, ob sich Symptome, also zum Beispiel Ängste, entwickeln oder eben nicht. Was dann als wahre Ursache angesehen wird, ist letztlich eine Glaubensfrage.

Für den Verlauf und die Prognose entscheidend und weitgehend unabhängig von den Ursachen ist vor allem eine Tatsache: Ängste entwickeln eine Eigendynamik. Wenn Angst einmal ausgelöst wurde, läuft sie automatisch ab. Das heißt: Selbst wenn es tatsächlich möglich wäre, die konkreten Ursachen einer Angststörung zu identifizieren, heißt das noch lange nicht, dass das Problem damit gelöst wäre. So oder so, entscheidend ist in aller Regel, handlungsfähig zu werden und den Fuß in die Tür der Angstdynamik zu bringen.

Coaching, Psychotherapie und Apps

Professionelle Unterstützung erhöht die Wahrscheinlichkeit, seine Energien richtig einzusetzen.

Wenn es nicht gelingt, den eigenen Ängsten zu begegnen, brauchen Sie rechtzeitig „Hilfe zur Selbsthilfe“. Zwar behandelt dieses Buch die einer Behandlung von Angststörungen relevanten Inhalte und Abläufe ausführlich und erklärt, wie sie im Rahmen von Therapien vermittelt werden. Wenn es gut läuft, können sich Betroffene, wie ehemals der Freiherr von Münchhausen, am eigenen Schopf aus dem Problem herausziehen. Wenn das auf Anhieb gelingen sollte, ist das großartig! Wenn es nicht gelingen sollte, ist es kein Beinbruch. Dann ist man gut auf das vorbereitet, was einem im Rahmen von Coaching oder Psychotherapie begegnen wird. Externe Unterstützung hilft idealerweise dabei, den Horizont zu erweitern. Wichtige Aspekte, etwa wie man mit Ängsten umgeht, lassen sich von außen besser erkennen, als das oft von innen heraus möglich ist. Wenn Sie sicher sind, dass Sie unangemessene Ängste überwinden und loswerden wollen, und bereit sind, den dafür nötigen Einsatz zu bringen, es aber allein nicht schaffen, gibt es mehrere Möglichkeiten.

Professionelles Coaching

Coaching meint jede Form von systematischer Unterstützung, die einem Menschen hilft, klar definierte Probleme zu lösen. Professionelle Coaches sind entsprechend ausgebildete Menschen, wobei deren Ausbildung in Deutschland derzeit allerdings recht unterschiedlich sein kann. Da das Erkennen und Behandeln seelischer Erkrankungen kein Bestandteil der Coaching-Ausbildung ist, dürfen Coaches aus rechtlichen Gründen offiziell keine Patienten behandeln. Entsprechend werden sie auch nicht von Krankenkassen, sondern vom Klienten (oder manchmal auch von dessen Arbeitgeber) bezahlt. Trotz dieser Einschränkung gibt es in dieser Berufsgruppe durchaus Personen, die genau das leisten können, was unter Angsterkrankungen leidende Menschen brauchen, gerade auch, was die Arbeit an Strategien zur Lösung anstehender beruflicher Probleme angeht. Das kann beispielsweise die Problematisierung und Verringerung von Vermeidungsverhalten einschließen. Wenn Sie also im Rahmen eines Coachings gut vorankommen, auch was Ihre Ängste anbelangt, spricht inhaltlich nichts dagegen, weiterzumachen.

Weitere Hilfe bekommen

Primäre Ansprechpartner bei Angststörungen sind Psychotherapeuten sowie psychotherapeutisch tätige Ärzte. Oft ist der Hausarzt die erste Anlaufstelle, schon deshalb, weil man dort noch am schnellsten einen Termin bekommt. Die Zeit im Rahmen einer üblichen hausärztlichen Behandlung, zehn bis fünfzehn Minuten, reicht gleichwohl kaum für mehr, als die Frage der Arbeitsfähigkeit zu klären, eventuell eine Diagnose abzuchecken und Medikamente zu verordnen. Psychotherapeutisch orientierte Ärzte (erkennbar beispielsweise an der Zusatzbezeichnung „Psychosomatische Grundversorgung") werden zudem Konzepte hinsichtlich Ursachen und Therapie zu vermitteln versuchen, und dann, wenn sich die Symptomatik auf diese Weise ambulant nicht in den Griff bekommen lässt, sich um eine Vermittlung an therapeutisch tätige Kollegen bemühen. Neben Ärzten und approbierten psychologischen Psychotherapeuten bieten auch Heilpraktiker für Psychotherapie diesbezügliche Behandlungen an, wobei auch letztgenannte Berufsgruppe bezüglich Ausbildung und Ausrichtung heterogen ist und die Behandlung nicht von Krankenkassen übernommen wird.

Kognitiv-verhaltenstherapeutische Strategien sind nachgewiesenermaßen in der Behandlung von Ängsten am wirksamsten, was nicht heißt, dass der für Sie beste Therapeut eben diese Richtung vertreten muss. Tiefenpsychologische Verfahren haben den Anspruch, sich auf hinter der aktuellen Symptomatik stehende Aspekte zu konzentrieren. Systemische Therapie ist das dritte, aktuell in Deutschland von den Krankenkassen bezahlte Psychotherapieverfahren. Da Ängste, wie dargelegt, immer auch systemische Konsequenzen haben, spricht nichts dagegen, den Zugang aus dieser Perspektive heraus zu versuchen. Letztlich kommt es oft mehr auf die Persönlichkeit, das Standing und die Flexibilität eines Therapeuten (sowie auf das Verhältnis zum jeweiligen Patienten) an als auf dessen formale Qualifikation. Noch vor einigen Jahren haben sich Vertreter der verschiedenen Therapieschulen regelrechte Gefechte geliefert, was sich zwischenzeitlich hin zu integrativen Ansätzen relativiert hat. Dass sich Ängste nicht dadurch in Luft auflösen, dass man über sie und ihre Hintergründe spricht und dass der praktische Umgang damit entscheidend ist, müsste heute allen Ängste behandelnden Therapeuten klar sein. Wenn diese bei Bedarf Expositionen anleiten und begleiten, kann das insbesondere, wenn es um Panikstörungen und Agoraphobien geht, für den Verlauf entscheidend sein.

VERFÜGBARKEIT: Es gibt faktisch zu wenig Therapeuten. Es empfiehlt sich daher, zunächst parallel mehrere Therapeuten in Ihrer Umgebung zu kontaktieren, um einen Vorstellungstermin zu bekommen. Gesetzlich Versicherte müssen darauf achten, dass die Therapeuten eine sogenannte Kassenzulassung haben, ansonsten müssten sie die Behandlung selbst bezahlen.

Üblicherweise hat man zunächst bis zu vier probatorische Sitzungen, nach denen man selbst und auch der Therapeut entscheiden kann, ob die Therapie fortgesetzt wird. Wenn diese Entscheidung einvernehmlich gefallen ist, schreibt der Therapeut einen Antrag an die Krankenkasse, in dem die weiteren Therapiestunden beantragt werden. Wenn es in Ihrer Nähe entweder keine Therapeuten gibt oder diese Wartezeiten im Bereich von vielen Monaten, mitunter mehr als ein halbes Jahr, haben, bietet sich alternativ gegebenenfalls eine Online-Psychotherapie an. Hier sitzt Ihnen der Therapeut online gegenüber, die Therapie verläuft dann – abgesehen vom anderen Setting – in etwa so, wie eine direkte Therapie verlaufen würde. Der Vorteil ist, dass sich eine solche Therapie von zu Hause aus durchführen lässt, auch dann, wenn man sehr entlegen wohnt. Ein Nachteil ist, dass dies nicht von allen Krankenkassen bezahlt wird (im Einzelfall klären) und auch hier das Angebot limitiert ist.

UNLIMITIERT UND KURZFRISTIG verfügbar sind Online-Angebote und Apps zur Behandlung von Angststörungen. Diese führen – ähnlich den Inhalten dieses Buches – Betroffene Schritt für Schritt durch die Angst hindurch, wozu Online-Tagebücher, Erfolgslisten, Expositionsplanungen sowie Fallbeispiele, deren Fortschritte und Probleme helfen können, den eigenen Verlauf einzuschätzen und aktuelle Klippen zu überwinden, angeboten werden.

Einige Online-Programme werden von Therapeuten begleitet, die man bei Bedarf per E-Mail kontaktieren und um Unterstützung bitten kann. Das Bundesinstitut für Arzneimittel und Medizinprodukte (BfArM) führt eine Liste der Digitalen Gesundheitsanwendungen (DiGa), in der – ausgehend von wissenschaftlichen Daten – als wirksam anerkannte Online-Programme verzeichnet sind (https://diga.bfarm.de/de). Diese sind – ähnlich wie Medikamente – verordnungsfähig, das heißt, wenn sie von einem Arzt oder einem approbierten Therapeuten verschrieben wurden, werden die Kosten von den gesetzlichen Krankenkassen und einigen privaten Kassen (Letzteres muss vorab angefragt werden) übernommen.

Die Frage, welche Form der Behandlung speziell für Sie die beste ist, ist vielschichtig. Die Antwort darauf hängt einerseits vom Schweregrad Ihrer Symptomatik, Ihren persönlichen Erwartungen und Vorlieben und nicht zuletzt von den praktischen Möglichkeiten ab. Entscheidend ist es, sich mit seinen Ängsten auseinanderzusetzen, erste Schritte zu gehen und sich, sollten diese schwierig sein, in Behandlung zu begeben. Wenn es mit dem zunächst gewählten Ansatz nicht funktioniert, ist es nicht zu spät, diesen zu ergänzen oder sich nach anderen Möglichkeiten umzusehen.

Keine Angst mehr vor der Angst

Unser Weg durch das Thema Angst, auf dem Sie sich einerseits allgemein und, soweit für Sie möglich, auch mit Ihren eigenen Ängsten beschäftigt haben, geht dem Ende entgegen. Dass das Thema damit weder für Sie noch für mich abgeschlossen sein wird, ist klar. Jedem von uns stehen mit hoher Wahrscheinlichkeit Momente bevor, in denen aufkommende Ängste sich weder mit guten Tipps noch mit sonstigen Erkenntnissen in Wohlgefallen auflösen werden. Selbst wenn es uns heute gelingt, souverän mit Ängsten umzugehen und ein entspanntes Leben zu führen: Ängste können mitunter lebensrettend-angemessen sein, mitunter aber eben auch – rational betrachtet – unangemessen auf die Bedrohung und Endlichkeit unserer Existenz hinweisen. Und das direkt, schroff und kompromisslos. Wie geht es Ihnen aktuell, wie hat sich möglicherweise Ihr Bild von Ihrer Angst, das Sie sich anfangs gemacht haben, verändert? Ist Ihre Angst größer, kleiner oder ein Stück anders geworden?

Wenn Sie nochmals ein Bild Ihrer Angst malen, zeichnen oder basteln und die beiden nebeneinanderlegen, ist es jetzt zumindest sehr unwahrscheinlich, dass beide Bilder identisch sind. Unser Verhältnis zu unseren Ängsten ist dynamisch. Die Frage ist nur, wer diese Dynamik bestimmt: Sind Sie es oder hat Ihre Angst die Zügel in der Hand?

Falls Letzteres der Fall sein sollte, und Ihr Bild von Ihrer Angst sogar noch monströser geworden sein sollte, dann darf ich Ihnen zum Abschluss eine kleine, aber prägnante Geschichte in Erinnerung rufen. Kennen Sie Herrn Tur Tur aus dem Buch „Jim Knopf und die wilde Dreizehn" von Michael Ende? Als Lukas, der Lokomotivführer, und Jim Herrn Tur Tur zum ersten Mal begegnen, ist er eine gigantische, Angst einflößende, riesenhafte, bis in den Himmel reichende Gestalt. Weil Lukas und Jim wirkliche Helden sind, halten sie diesen Anblick aus und laufen nicht davon. Sobald sich Herr Tur Tur und unsere beiden Helden näherkommen, wird der Riese nach und nach kleiner. Und als sie sich schließlich direkt gegenüberstehen, ist er sogar ein wenig kleiner als Lukas. Herr Tur Tur ist nämlich ein Scheinriese! Also eine Figur, die die Normalität, wonach Menschen, die uns näherkommen, optisch größer und mit zunehmendem Abstand kleiner erscheinen, auf den Kopf stellt. Ihre Angst ist genau dies: ein Scheinriese. Sobald man unangemessenen Ängsten tatsächlich auf Augenhöhe begegnet, ohne sich paralysieren zu lassen, wird es unmittelbar als Erleichterung spürbar. Aber eben auch nur dann. Übrigens: Lukas, Jim und Herr Tur Tur werden am Ende gute Freunde.

So oder so, wie wollen Sie jetzt und in Zukunft mit Ihren unangemessenen Ängsten kommunizieren? Alle Ängste, die Krankheitswert haben, leben davon, dass die Kommunikation mit ihnen entweder nicht stattfindet oder gestört ist. Tod, Sterben, vitale Bedrohungen aller Art sind allesamt Angstthemen, die in unserer individualistischen Wohlstandsgesellschaft schwierig geworden sind. Wer sich nicht von diesen Ängsten beherrschen lassen will, kommt nicht darum herum, mit ihnen direkt und auf Augenhöhe zu kommunizieren, so unangenehm das zunächst auch sein mag. Dieses Buch sollte Ihnen dazu einiges an Ideen und Strategien an die Hand gegeben haben, die eine solche Kommunikation leichter machen. Angst ist und bleibt ein selbstverständlicher Teil Ihres Lebens. Da, wo sie hilft, sollte man wertschätzend mit ihr umgehen. Und da, wo sie unangemessen ist und blockierend wirkt, da möge sie sich bitte entsprechend zurückhalten, was man ihr dann auch klar und notfalls mit angemessener Autorität mitteilen sollte.

Ich wünsche Ihnen auf diesem Weg alles Gute, es lohnt sich!

HILFE

Literatur
Register

LITERATUR (AUSWAHL)

Heike Alsleben, Michael Rufer, Angela Weiss: Stärker als die Angst. Ein Ratgeber für Menschen mit Angst- und Panikstörungen und deren Angehörige, Göttingen: Hogrefe Verlag, 2023

Katrin von Consbruch, Ulrich Stangier: Ratgeber Soziale Phobie. Informationen für Betroffene und Angehörige, Göttingen: Hogrefe Verlag, 2021

Georg H. Eifert, Andrew T. Gloster: ACT bei Angststörungen. Ein praktisch bewährtes Therapiemanual, Göttingen: Hogrefe Verlag, 2016

Andreas Hillert: Gebrauchsanweisung für das Leben in der Postmoderne, Stuttgart: Schattauer Verlag, 2019

Andreas Hillert: Stress positiv nutzen, Berlin: Stiftung Warentest, 2023

Nina Heinrichs: Ratgeber Panikstörung und Agoraphobie: Informationen für Betroffene und Angehörige, Göttingen: Hogrefe Verlag, 2007

Jürgen Hoyer, Katja Beesdo-Baum, Eni S. Becker: Ratgeber Generalisierte Angststörung. Informationen für Betroffene und Angehörige, Göttingen: Hogrefe Verlag, 2016

Sigrun Schmidt-Traub: Selbsthilfe bei Angst im Kindes- und Jugendalter. Ein Ratgeber für Kinder, Jugendliche, Eltern und Erzieher, Göttingen: Hogrefe Verlag, 2015

André Wannemüller, Jürgen Margraf: Ratgeber Phobische Störungen. Informationen für Betroffene und Angehörige, Göttingen: Hogrefe Verlag, 2022

Diese Bücher sind als Anregungen gemeint, wenn Sie sich über die jeweiligen Themen eingehender informieren möchten oder Ansätze anderer Autorinnen und Autoren suchen. Eine vollständige Liste aller Publikationen, auf denen die im vorliegenden Buch dargestellten Inhalte beruhen, ist hier aus Platzgründen nicht möglich.

Die aktuelle „S3-Leitlinie Behandlung von Angststörungen" vom 06.04.2021 (im Internet zu finden unter: https://register.awmf.org/de/leitlinien/detail/051–028), herausgegeben von Boris Bandelow in Zusammenarbeit mit 34 weiteren Expertinnen und Experten, fasst die zahlreichen wissenschaftlichen Studien zum Thema zusammen und begründet davon (sowie den Einschätzungen der Expertinnen und Experten) ausgehend aktuelle Therapieempfehlungen.

REGISTER

Die Stiftung Warentest wurde 1964 auf Beschluss des Deutschen Bundestages gegründet, um dem Verbraucher durch vergleichende Tests von Waren und Dienstleistungen eine unabhängige und objektive Unterstützung zu bieten.

Der Autor: Prof. Dr. Dr. med. Andreas Hillert ist Facharzt für Psychiatrie, Psychotherapie und Psychosomatische Medizin. Er ist Chefarzt und Leiter der Tagesklinik der Schön Klinik Roseneck in Prien. Behandlungs- und Forschungsschwerpunkte sind die unterschiedlichen Interaktionen zwischen beruflichen Belastungen, gesellschaftlichem Wandel und psychischen Erkrankungen. Dabei beschäftigt er sich intensiv mit dem Thema Ängste und Angststörungen.

Stiftung Warentest
Lützowplatz 11–13
10785 Berlin
Telefon 0 30/26 31–0
Fax 0 30/26 31–25 25
www.test.de
email@stiftung-warentest.de

USt-IdNr.: DE136725570

Vorständin: Julia Bönisch
Weitere Mitglieder der Geschäftsleitung:
Dr. Holger Brackemann, Daniel Gläser,
Dr. Birger Venn-Hein

Programmleitung: Niclas Dewitz
Autor: Prof. Dr. Dr. med. Andreas Hillert
Projektleitung: Veronika Schuster
Lektorat: Carsten Tergast, Leer

Mitarbeit Lektorat: Merit Niemeitz
Korrektorat: Nicole Woratz, Berlin
Titelentwurf: Christian Königsmann
Layout: Christian Königsmann
Grafik, Satz: Daniela Greven
Illustrationen: Daniela Greven
Bildnachweis: Schön Klinik Roseneck (Titel); Adobe Stock S.138, 143, Freepic S. 128

Produktion: Daniela Greven
Verlagsherstellung: Rita Brosius (Ltg.), Romy Alig, Susanne Beeh
Litho: tiff.any, Berlin
Druck: MEO MEDIA, eine Marke der Meinders & Elstermann GmbH & Co. KG, Belm

ISBN: 978–3–7471–0779–9

Wir haben für dieses Buch 100 % Recyclingpapier und mineralölfreie Druckfarben verwendet. Stiftung Warentest druckt ausschließlich in Deutschland, weil hier hohe Umweltstandards gelten und kurze Transportwege für geringe CO_2-Emissionen sorgen. Auch die Weiterverarbeitung erfolgt ausschließlich in Deutschland.